U0259531

全媒体"健康传播"系列丛书

轻松
度过更年期

江西科学技术出版社

江西·南昌

图书在版编目（CIP）数据

轻松度过更年期 / 舒宽勇主编 . — 南昌 : 江西科学技术出版社 , 2018.12

ISBN 978-7-5390-6662-2

Ⅰ . ①轻… Ⅱ . ①舒… Ⅲ . ①女性 – 更年期 – 保健 Ⅳ . ① R711.75

中国版本图书馆 CIP 数据核字（2018）第 274067 号

国际互联网（Internet）地址： http://www.jxkjcbs.com
选题序号： ZK2018562
图书代码： B18274-101

轻松度过更年期　　　　　　　　　　　　　舒宽勇　主编
QINGSONG DUGUO GENGNIANQI

出版发行 / 江西科学技术出版社
社址 / 南昌市蓼洲街 2 号附 1 号
邮编 / 330009
电话 / 0791-86623491
印刷 / 雅昌文化（集团）有限公司
经销 / 各地新华书店
开本 / 889mm×1194mm　1/32
印张 / 5.5
字数 / 50 千字
版次 / 2018 年 12 月第 1 版　2018 年 12 月第 1 次印刷
印数 / 1~15000 册
书号 / ISBN 978-7-5390-6662-2
定价 / 36.00 元

加入"更年期教育圈"
做健康女人、享快乐人生！

更年期是困扰女性的一大难题，因更年期生理变化引起的心理、生理不适严重影响女性的生活质量，为了帮助女性朋友科学地认识更年期，及早预防、及时应对更年期，我们准备了以下学习资料：

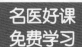

微信扫一扫
更年期线上资源享不停

专家直播 HOT
专家直播教你
如何快乐度过更年期

视频资源
更年期知识讲座
在线看

名医文章
名医好文章
免费分享

主编简介

舒宽勇，江西省妇幼保健院副院长，主任医师、教授、博士生导师。

中国老年学和老年医学学会妇科分会内分泌学组副组长

妇幼健康研究会更年期保健专业委员会副主任委员

中国医药教育协会更年期教育培训中心副主任委员

中国中西医结合学会围手术期专业委员会副主任委员

中华医学会妇产科分会绝经学组委员

妇产科专业委员会主任委员

江西省保健学会更年期保健分会主任委员

从事妇科肿瘤的临床科研教学工作30余年，在子宫颈癌、子宫内膜癌、卵巢癌等妇科恶性肿瘤的诊断、手术、放疗、化疗等方面有较深造诣，对绝经激素治疗有深入研究和丰富经验。

序 言
PREFACE

砥砺奋进，春风化雨。党的十八大以来，以习近平同志为核心的党中央把人民健康放在优先发展的战略位置，提出"没有全民健康，就没有全面小康""要做身体健康的民族"，从经济社会发展全局统筹谋划加快推进"健康中国"战略。

江西省委、省政府历来高度重视人民健康，积极出台实施《"健康江西2030"规划纲要》，加快推进"健康江西"建设，全省卫生健康领域改革与发展成效显著，医疗卫生服务体系日益健全，人民群众健康水平和健康素养持续提高。

江西省卫生健康委员会与江西省出版集团公司共同打造的"健康江西"全媒体出版项目，包括图书出版和健康教育平台，内容涵盖健康政策解读、健康生活、中医中药、重大疾病防治、医学人文故事、卫生健康文化、医企管理等内容。《全媒体"健康传播"系列丛书》是"健康江西"全媒体出版项目中一套优秀的、创新的健康科普读物，由相关领域的医学专家潜心编写，集科学性、实用性和可读性于一体。同时推出"体验式"及"参与式"模式，实现出版社、专家、读者有效衔接互动，更好地为读者服务。

对人民群众全生命周期的健康呵护与"健康江西"全媒体形式的结合，堪称一种全新的尝试，但愿受到广大读者的喜爱，尤其希望从中获取现实的收益。

江西省卫生健康委党组书记、主任

2018 年 12 月 5 日

随着人类寿命的延长，近些年来因更年期综合征到医院寻求帮助的女性越来越多，引起各国妇产科医生的广泛关注。以中国女性为例，平均绝经年龄为50岁，如果能活到80岁，那么将有30年时间是在无月经来潮的日子里度过的，也就是说女性将有超过1/3的时间活在"老年期"。根据我国最新不完全统计，到医院就诊的更年期女性占更年期女性总数的比例已经从数年前的4%上升至9%。虽然我国妇产科医生做了大量的更年期保健的科学普及工作，但仍然有很多女性并不知道更年期何时来、何时走，甚至连更年期有哪些症状和长期危害都不知道，导致错过了更年期综合征治疗的最佳时机。

作为一名妇产科医生，我意识到更年期健康宣传教育的重要性，向女性朋友传递正确的医学知识以及解决她们的健康问题，是我愿意用毕生精力去做的事业。多年以来，我应邀在全国各大学术会议上做报告，并与各地的医学同道交流工作中的经验和国内外前沿成果，也以各种形式参与了众多更年期保健的科普活动。可即便如此，在编写本书的时候我还是如履薄冰、字斟句酌，既怕很多医学知识讲深奥了，读者云里雾里，也担心讲得太浅显，读者食不知味。如此谨小慎微，只因我深知更年期综合管理工作意义之长远，责任之重大，道路之漫长。

本书是一本通俗易懂的医学科普书，书中谈到了女性必须知晓的一些更年期基础知识。如果读者朋友想做更深入的了解，欢迎通过微信扫描二维码加入我们的"更年期教育圈"，那里有讲座视频、直播授课、一对一问诊等一系列知识服务，可以针对个体不同的健康状态和需求，推荐给您最适宜的解决方案，改善相关症状，减轻更年期的远期不良影响，帮助绝经过渡期和绝经后女性更有尊严的生活。

最后，希望本书的出版，能让更多的人开始重视更年期，重视更年期的保健，让所有的女性都能够真正做到"轻松度过更年期"。

目 录
CONTENTS

更年期精彩过

PART 1

更年期早知道

什么是更年期

随着社会的发展，时间的推移，很多四五十岁的女性进入了一个怪圈：儿女或是学业有成，或是成家立业，家里经济条件宽裕了，想要的东西都可以相对轻松地得到了，许多事情也不需要自己操心了，可是为什么自己没那么开心了，变得暴躁、易怒、忧郁、伤感，甚至疑神疑鬼。有一部分女性知道自己是进入了我们常说的"更年期"，认为是一种正常的现象，不需要治疗，只要熬过这几年就可以；也有一部分女性知道自己是到了更

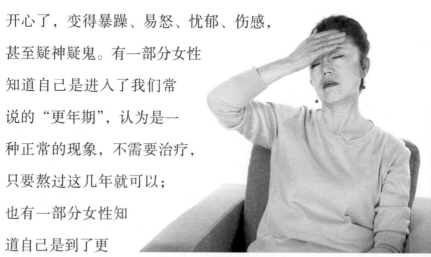

年期，需要治疗，虽然积极寻求治疗，但不得其法，认为自己得了别的病，到处寻医问诊，甚至去精神科求治，怀疑自己得了精神病。更可怕的是，许多女性根本不知道自己已经进入了更年期，任其发展，让家人忍受自己的脾气、猜忌，自己也越来越不喜欢自己，越来越烦躁，身边的人也愈发担心，于是进入了一个恶性循环，家庭的矛盾日益激化，变得不可调和。

为什么有那么多的女性会进入这样一个怪圈呢？实际上当女性40岁以后，若身体出现了以下的一些症状，比如月经紊乱、潮热出汗、失眠多梦、头晕乏力、胸闷心慌、脾气暴躁、胡思乱想、皮肤粗糙、夜尿增多、体形变胖、血压升高、血脂升高、骨质疏松，甚至老年痴呆等，就需要引起重视，此时卵巢功能可能已经开始走下坡路了，即将进入更年期的状态。

更年期在医学上又叫围绝经期。目前国内把年龄超过40岁、10个月内出现2次相邻月经周期长度改变超过7天定义为围绝经期，即我们所说的更年期。

例如：原先女性28天月经来潮一次，提前至21天来潮一次甚至更前（临床上称月经频发），或者退后至35天来一次甚至更晚（临床上称月经稀发），这样的月经状态我们称为月经改变超过7天。

女性同胞是社会不可或缺的一部分，这个年龄段的女性更是社会的"中坚力量"，需要大家的更多关爱。随着人类生活水平的提高、寿命的延长，女性绝经后出现的一系列症状，对生活及家庭的影响变得日益突出。

随年龄的增加，女性的成长和发育会出现不同的时期。根据年龄和生理特征可分为胎儿期、新生儿期、儿童期、青春期、性成熟期、绝经过渡期、绝经后期。

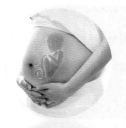

胎儿期：从卵子受精至出生这一时期，平均为 266 天

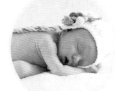

新生儿期：出生四周内的婴儿

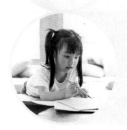

儿童期：从新生儿期结束至 12 岁左右

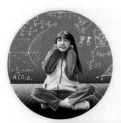

青春期：指从月经来潮至生殖器官发育成熟的时期，世界卫生组织将青春期定为 10～19 岁

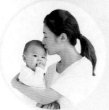

性成熟期：卵巢功能成熟并有周期性性激素分泌及排卵的时期称为性成熟期，一般自 18 岁左右开始，历时约30 年

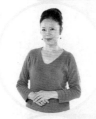

绝经过渡期：从卵巢功能开始衰退直到绝经后 1 年内的时期

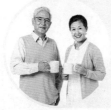

绝经后期：为绝经后的生命时期

　　从上述时期我们可以看出，女性的围绝经期及绝经后期占整个生命长度的 1/3，甚至是一半，在漫长的岁月里，我们需要让广大女性同胞们更好、更高质量地度过生命中的后半段旅程。

扫码看专家
介绍更年期

更年期的由来及发展

《黄帝内经》云："六七三阳脉衰于上，面皆焦，发始白。七七任脉虚，太冲脉衰少，天癸竭，地道不通，故形坏而无子也。"意思是女性到了六七四十二岁，上部的三阳脉衰退，面容枯焦槁悴，头发开始变白。到了七七四十九岁，任脉空虚，太冲脉衰微，天癸枯竭，月经断经，所以形体衰老，不再有生育能力。

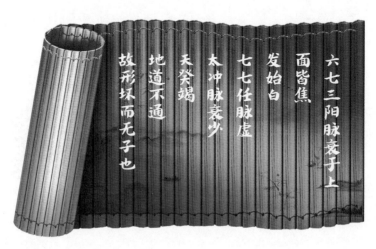

很多人就奇怪了，那既然每位女性都有更年期，为什么以前的女性没有太多的表现呢。实际上，古时候，由于经济及生活水平的限制，女性的平均寿命在 40 岁左右，大多女性还没来得及经历更年期就已经香消玉殒了。而如今随着社会的进步，生活水平的提高，医疗保障体系的完善，人类的平均寿命也随之延长，于是越来越多的女性出现了绝经后的一系列症状。我们都知道，乾隆皇帝的青梅竹马，在他的垂幸下一路从娴妃走上中宫后位，独掌六宫大权。但为何最后这位继后落得个被废并剪去一头长发幽居冷宫的结局？据记载这位继后从大约 47 岁始，便开始每天夜里阵阵出虚汗、衣服浸透，需要更换衣物才能安睡，时常睡眠欠佳，心情不好，没有精神，易怒、暴躁。这位继后时常头痛，经常为了一些小事发脾气，而大事又因头痛无暇顾及，更是日日担心旁人在背后说她的坏话。忧思、多疑、猜忌、偏执，她意识到自己"老了"，虽容颜依旧，肤如凝脂，但眼神已沧桑。她的种种行为让不甚关心后宫的乾隆都起了疑心，慢慢地这位继后变成了一位妒妇，行事偏激，处处忤逆乾隆，最后圣颜一怒把她关入冷宫并废了她的后位。其实说到底就是更年期女性没有得到有效治疗所惹的祸。

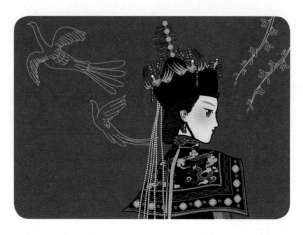

　　看了上面的故事，很多女性肯定觉得更年期很可怕，那么更年期究竟可不可怕呢？女性为什么会有更年期呢？更年期是怎么来的？是不是所有女性都要经历更年期这一阶段呢？下面就让我们来了解下更年期究竟是怎么回事儿。

　　大家都知道人体内有各种各样的脏器、腺体，它们分泌着人体需要的各种各样的激素，比如甲状腺分泌甲状腺素，胰岛细胞分泌胰岛素，性腺分泌性激素，下丘脑分泌促性腺激素等等，而我们所说的更年期就是跟女性的雌激素有关。雌激素是由卵巢分泌的（卵巢还分泌孕激素及少量的雄激素，雄激素可以维持女性的性欲），而卵巢是女性所有脏器中最先衰老的。下面我们来了解下卵巢与雌激素的关系。

　　卵泡是卵巢的基本结构及功能单位。女性在还是 5~6 月胚胎的时候就有 600 万 ~700 万个卵母细胞，此时是生殖细胞最多的时期，之后卵母细胞开始凋亡，到足月出生时含有约 200 万个卵母细胞，到青春期时剩下 40 万个，女性一生中有效卵细胞就这么多，因为没有新的卵母细胞可以形成了。女性一生可以排出成熟卵 400~500 个，这个是有定数的，当卵巢内卵母细胞所剩无几时，女性便慢慢地进入了围绝经期，随着年龄的增长，如果卵巢内无卵母细胞了，女性便进入了绝经期，至此便失去了繁殖能力。综上所述，就是因为卵巢内卵母细胞慢慢减少，即卵巢功能衰退导致女性进入了围绝经期。

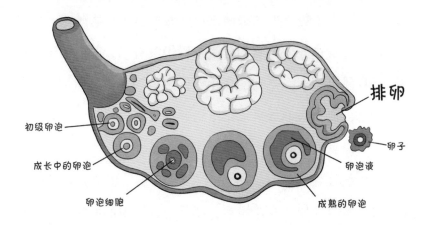

女性进入围绝经期时，很多人首先会出现的症状是月经的改变。那么我们先来了解下月经是怎么回事，月经与卵巢又有什么关系，为什么当月经出现变化时不少女性便意识到自己进入了更年期。

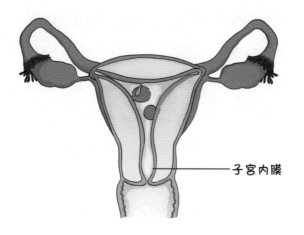

子宫内膜

月经实际上是指伴随卵巢周期性变化而出现的子宫内膜周期性的脱落及出血。随着卵巢功能的衰退，激素水平紊乱，月经就会出现异常甚至闭经。所以大部分女性到一定年龄出现月经改变时，排除了器质性病变便意味着进入更年期了。

所以知道了更年期的来由之后，我们就不用害怕啦。实际上就是我们身体原先拥有的雌激素慢慢没有了，随着雌激素的减少，身体出现了一系列的变化。反之如果我们身体拥有相应的雌激素，那么我们的身体是不是还像以前一样呢？答案是肯定的，所以就有了之后专家提出的绝经激素治疗（MHT），符合我国传统医学"缺什么补什么""治未病"的观点。我们的身体缺少雌激素便补充雌激素，就是这么简单的原理，像糖尿病病人补充胰岛素、甲状腺功能减退的病人补充甲状腺激素一样。现在还是有不少的女性不能接受绝经激素治疗，但实际上绝经激素治疗对更年期的女性来说是利大于弊的。

更年期何时来何时走

前面我们已经介绍了更年期的定义，即女性 40 岁之后在 10 个月内出现 2 次相邻月经周期长度改变超过 7 天，我们称该女性进入了围绝经期，也就是我们所说的更年期。

大部分女性进入围绝经期时先是发生月经的变化，但也有少部分女性月经周期正常，但却出现了一系列其他的临床症状，比如潮热、出汗、睡眠欠佳、四肢关节酸痛等。不管是月经的改变，还是出现了其他的临床症状，都应该及时到医院就诊，检查一下卵巢功能，看看我们的卵巢功能是否衰退了，是不是即将进入围绝经期了。那么，我们到医院应该查什么呢？查什么才能测出我们的卵巢功能呢？

更年期门诊有两项检查是性腺六项检查和 AMH 抗缪勒管激素检查，这是反映卵巢功能的重要指标。

性腺六项检查可通过测定性激素水平来了解女性内分泌功能和诊断与内分泌失调相关的疾病。临床上通过性激素六项的检查，可以确定是否患有内分泌系统的疾病，之后可根据检查结果采取治疗。如以下检查单所示，就是一位激素水平正常的女性。

江西省妇幼保健院检验报告单

内分泌五项(LH、T、E2、 样本号：602

姓　名：	病人类型：门诊	床号：	标本类型：血清
性　别：女	病历号：	申请单号：	送检时间：2018-12-10 14:29:
年　龄：	科　室：中医月经病门	诊断：	备　注：

项目名称	结果	参考范围	单位	项目名称	结果	参考范围	单位
促卵泡生成素FSH	2.73	男性：0.95-11.95 女卵泡期：3.03-8.08 排卵期：2.55-16.69 黄体期：1.38-5.47 绝经期：26.72-133.41	IU/L	睾酮 TESTO	20.46	10.83--56.94	ng/dL
				抗缪勒管激素AMH	4.14	1.18--9.16	ng/ml
促黄体生成素LH	1.75	男性：0.57-12.07 女卵泡期：1.80-11.78 排卵期：7.59-89.08 黄体期：0.56-14.00 绝经期：5.16-61.99	mIU/mL				
雌二醇E2	10.0	男性：11-44 女卵泡期：21-251 排卵期：38-649 黄体期：21-312 绝经期不在HRT：<10-28 绝经期在HRT：<10-144	pg/mL				
垂体泌乳素PRL	23.28	5.18--26.53	ng/mL				

| 申请医生 | 报告时间：2018-12-11 09:48:08 | 检验员： | 审核员 |
| 本报告仅对此标本负责 | 打印时间：2018-12-11 10:26:02 | | |

AMH 检查可以客观地评价卵巢功能，且不受月经周期的影响，即不管月经周期的第几天抽血检查均可。如以下检查单所示，抗缪勒管激素水平低下，提示该女性卵巢功能较差。

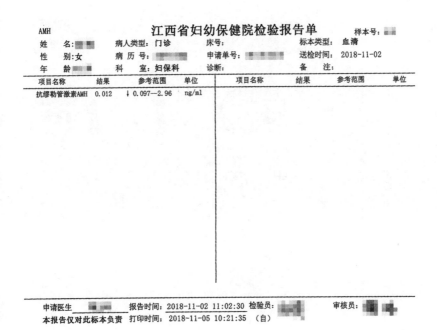

　　其实女性的生殖周期是受性腺轴调节的,即下丘脑－垂体－卵巢轴（hypothalamus-pituitary-ovary axis，H-P-O axis）。

　　下图我们展示了 FSH（促卵泡刺激素）和 LH（促黄体生成素），大家可能觉得陌生，实际上它就是下丘脑即我们大脑中枢（相当于司令），分泌出 GnRH（促性腺激素释放激素）作用于垂体，垂体分泌 FSH、LH 作用于卵巢（执行官），下达释放命令，让它释放雌激素、孕激素、抑制素作用于人体。当体内有一定的雌激素、孕激素时便会反过来作用于 FSH、

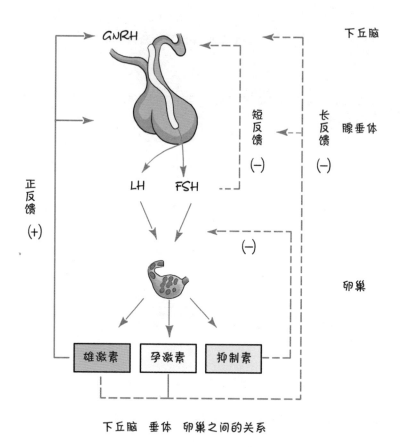

下丘脑 垂体 卵巢之间的关系

LH、GnRH，这是一个负反馈调节，人体大多是负反馈调节，少数为正反馈调节（比如排便反射及分娩）。

跟甲亢一样，当甲状腺功能亢进时，TSH（促甲状腺激素）释放便会减少，因为 FT_3、FT_4 升高了（游离甲状腺素）。反之当 FT_3、FT_4 下降了，TSH 升高了便是甲状腺功能减退了，即我们说的甲减，这个时候需要补充甲状腺素。同理，当卵巢功能不行的时候，释放的雌激素、孕激素相应减少，无法满足人体的需求，那么这个信息反馈到下丘脑，司令便会派 FSH、LH 去作用卵巢，当卵巢接收到上级命令，虽然自己的库存有限，但上级命令不能违背，便会努力地产生雌激素，所以临床上常有一部分女性月经开始乱了，但拿着 FSH、LH 正常而雌激素异常高的化验单来问为什么，这时候我们就会跟她解释说是代偿性升高。

性腺六(FSH、LH、PRL、

江西省妇幼保健院检验报告单

样本号：▨▨

姓　名：	▨▨	病人类型：门诊	床号：		标本类型：血清
性　别：女		病历号：▨▨	申请单号：▨▨		送检时间：2018-11-01
年　龄：▨▨		科　室：妇保科	诊断：		备　注：

项目名称	结果	参考范围	单位	项目名称	结果	参考范围	单位
促卵泡生成素FSH	4.67	男性：0.95-11.95 女卵泡期：3.03-8.08 排卵期：2.55-16.69 黄体期：1.38-5.47 绝经期：26.72-133.41	IU/L	孕酮 PROG	0.25	男性：<0.1-0.2 女卵泡期：<0.1-0.3 黄体期：1.2-15.9 绝经期：<0.1-0.2 孕早期：2.8-147.3 孕中期：22.5-95.3 孕晚期：27.9-242.5	ng/mL
促黄体生成素LH	3.75	男性：0.57-12.00 女卵泡期：1.80-11.78 排卵期：7.59-89.08 黄体期：0.56-14.00 绝经期：5.16-61.99	IU/mL	垂体泌乳素PRL	52.16	↑ 5.18—26.53	ng/mL
雌二醇E2	146.65	男性：11-44 女卵泡期：21-251 排卵期：38-649 黄体期：21-312 绝经期不在HRT：<10-28 绝经期在HRT：<10-144	pg/mL	睾酮 TESTO	40.97	10.83—56.94	ng/dL
				抗缪勒管激素AMH	0.227	0.046—2.06	ng/ml

| 申请医生 ▨▨ | 报告时间：2018-11-01 13:15:56 | 检验员 ▨▨ | 审核员 ▨▨ |
| 本报告仅对此标本负责 | 打印时间：2018-11-05 10:23:30 （自） | | |

等过了这一段时间，即卵巢的储备功能用完了，没有可输出的时候，雌激素的水平便会降低，因为雌激素不够用了，上级便又会派 FSH、LH 来作用卵巢产生雌激素，但卵巢已经生产不出雌激素了，无法满足机体需求，上级便会再派 FSH、LH 如此反复多次，便会有临床上我们常见的 FSH、LH 很高，雌激素不高的化验单出现了。当 FSH>40U/L、LH>15U/L、FSH/LH>2.0~3.5 时提示卵巢功能衰竭，性腺激素一般在来月经的第 2~3 天检测，比较能准确地体现体内激素水平。现在临

内六(E2、LH、FSH、T、 **江西省妇幼保健院检验报告单** 样本号：▓▓

姓　　名：▓▓	病人类型：门诊		床号：		标本类型：血清
性　别：女	病历号：▓▓		申请单号：▓▓		送检时间：2018-11-02
年　　龄：▓	科　室：更年期门诊		诊断：		备　注：

项目名称	结果	参考范围	单位	项目名称	结果	参考范围	单位
促卵泡生成素FSH	38.57	男性：0.95~11.95 女卵泡期：3.03~8.08 排卵期：2.55~16.69 黄体期：1.38~5.47 绝经期：26.72~133.41	U/L	孕酮 PROG	0.17	男性：<0.1~0.2 女卵泡期：<0.1~0.3 黄体期：1.2~15.9 绝经期：<0.1~0.2 孕早期：2.8~147.3 孕中期：22.5~95.3 孕晚期：27.9~242.5	ng/mL
促黄体生成素LH	17.55	男性：0.57~12.07 女卵泡期：1.80~11.78 排卵期：7.59~89.08 黄体期：0.56~14.00 绝经期：5.16~61.99	mIU/mL	垂体泌乳素PRL	5.04 ↓	5.18~26.53	ng/mL
				睾酮 TESTO	26.58	10.83~56.94	ng/dL
雌二醇E2	12.79	男性：11~44 女卵泡期：21~251 排卵期：38~649 黄体期：21~312 绝经期不在HRT：<10~28 绝经期在HRT：<10~144	pg/mL				

| 申请医生 ▓▓ | 报告时间：2018-11-02 11:58:42 | 检验员 ▓▓ | 审核员 ▓▓ |
| **本报告仅对此标本负责** | 打印时间：2018-11-05 10:22:45　（自） | | |

床上还常用不受月经周期时间影响随时可以检测卵巢功能的化验即 AMH（抗缪勒管激素）。

女性进入更年期后，最先缺乏的是孕酮，即我们所说的孕激素，所以常常紧跟着出现的症状是月经的异常，所以当超过 40 岁的女性出现了月经异常，在排除了器质性病变之后，即考虑患者即将进入更年期。这便是更年期的开端。

很多女性接受了更年期的说法，便会问更年期什么时候结束呢？总不能一直这样吧。更年期一般持续 3~5 年，少数 1 年内，但也有个别女性可持续 10 年之久，有甚者可持续至更长时间。绝经症状几乎在每个经历绝经的女性身上都会有体

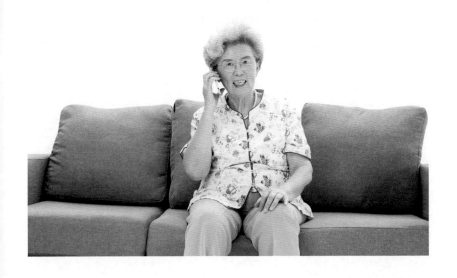

现，只是程度不等。在这里我们要跟大家说的是，大部分女性的更年期几年就会过去，很多女性在没有治疗的情况，硬扛着，隔了几年习惯了身体没有雌激素的作用，更年期就熬过去了。关键的问题是我们需要清醒地认识到绝经以后带来的危害是远期的，如骨质疏松带来的骨折风险、心脑血管疾病带来的死亡风险及精神神经系统衰退导致的老年痴呆风险等等。

在一次更年期科普讲座上，我曾碰见了一位80多岁的老年女性，很是奇怪这样年纪的女性还来听关于更年期的科普讲座。过去与她聊天以后才知道她自己本身是一位妇产科医生，也一直在用更年期的药物补充治疗。我惊讶于她80多岁了还在更年期，据她自己描述，一旦停了药，便会潮热出汗、头晕、胸闷、心慌，只要吃了药这些症状便都会消失，没有其他的不舒服。吃了20多年的激素，大部分身体指标正常、腿脚硬朗、记忆力不衰退，她也定期检查，至今没有出现其他的副作用。这个案例告诉我们，虽然说大部分女性更年期几年就会过去，但也有持续很多年的。所以更年期究竟什么时候会过去，是一个个体化的问题，没有人能说准究竟哪天会过去。

到了更年期会怎么样

经过上面的介绍，很多人怀疑自己是不是到了更年期，或者已经意识到自己到了更年期。那么到了更年期会怎么样呢？或者说女性更年期不治疗，会发展成怎样？对人体有什么危害呢？

潮热盗汗

更年期的女性，由于绝经前后性激素的波动及减少，会引起一系列身体及心理的不适症状。除了月经异常，很多女性会出现潮热、盗汗、面部潮红等一系列血管舒缩功能失调症状。更年期的女性大部分会有潮热、盗汗的表现，每天会出现数次或多次不等。很多女性白天突然一下从背部冒出很多汗，然后脸、颈部和胸部阵阵发热还伴有潮红现象。还有一部分女性在晚间睡觉的时候会突然一下子冒出很多汗，大多人以为是热醒的就不太会在意。目前潮热发生的生理学机制尚不十分明确，有研究表明可能与神经递质五羟色胺（5-HT）及内啡肽（EP）有关，也与雌激素减少有关。

神经系统

更年期女性大多还存在神经系统方面的问题，比如失眠，心慌、记忆力减退、暴躁、易怒、抑郁，甚至有老年痴呆等。

女性的雌激素能增强 5-HT 合成酶活性，使五羟色胺水平升高来增加神经活动，从而降低情绪障碍发生。当女性雌激素减少时，可能会使女性容易有情志障碍。但雌激素减少并不是女性抑郁或其他症状的直接原因或唯一原因，有研究表明女性的情志障碍还受雄激素、去甲肾上腺素、吲哚美辛，以及教育程度、年龄、婚姻及职业等影响。

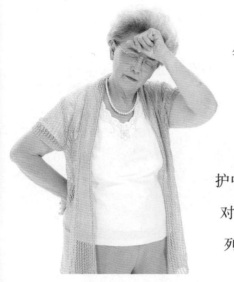

关于阿尔兹海默病，俗称老年痴呆症，据资料统计，绝经后女性患老年痴呆的危险性是同龄男性的 3 倍以上。雌激素可以通过多种途径保护中枢神经系统，比如对抗氧化对神经元的细胞毒性作用等一系列作用。

睡眠问题

所有人都知道睡眠很重要，尤其是上了年纪的女性，一旦睡眠不好，很容易诱发抑郁、心血管疾病、肥胖等，研究表明更年期女性与绝经后女性的睡眠障碍比绝经前发生率高。睡眠问题可能是雌激素减少、血管舒缩变化、情绪障碍等引起的。

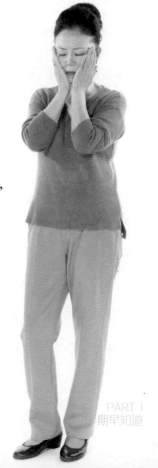

其他症状

除了精神上的症状，围绝经期女性还会出现一系列身体上的不适。

恶心、呕吐、腹胀、腹泻、便秘等；

四肢关节酸痛、腰背酸痛等；

头晕、头痛、胸闷、心慌心悸等；

口干、眼干、咽喉异物感、失聪、耳鸣等；

皮肤蚁走感、针刺样感、异物感，肌肉麻木、抽搐等；

尿频、尿急、尿失禁、尿痛、性交痛等；

皮肤弹性丧失、脱发、皮肤瘙痒，频发的老年性阴道炎、乳房下垂等。

远期危害

除了这些近期可以看到的身体异常症状，还有远期暂时看不到的危害：

心血管疾病 很多女性在绝经后或围绝经期开始出现血压波动、血脂异常、动脉硬化的形成等。随着时间的延长，血脂变得异常，女性的冠心病发生率显著升高。在欧洲，55%的

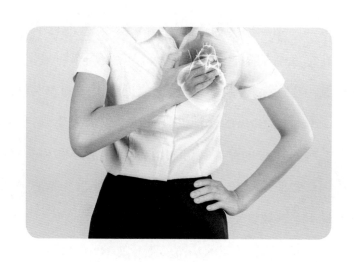

女性因心血管病死亡，而男性为 43％。冠心病死亡率占女性死亡原因的 23％，脑卒中占 18％，其他心血管疾病占 15％。围绝经期及绝经后女性的低雌激素水平是冠心病的独立危险因素。

　　骨质疏松　女性的骨量从胎儿时增加，到 35 岁时到达顶峰，之后随年龄增加而逐渐丢失。女性从围绝经期开始，骨质吸收速度大于骨质生成，导致了女性的骨质疏松。女性围绝经期的前 5~10 年是骨质丢失最快的时间段，尤其是在绝经后的 3~5 年内骨质疏松的发病率明显增加。有研究报道，在中国，存在骨质疏松或低骨密度的 50 岁以上的女性占 55％，有 50％的女性会因骨质疏松而发生骨折，据统计，女性骨折所致的死亡率超过乳腺癌、宫颈癌和子宫内膜癌的总和。骨质疏松与女性绝经后性激素缺乏、酗酒、抽烟、钙摄入量不足、家族史等一系列因素有关。

身材的变化　从前的小蛮腰变成如今的水桶腰。女性绝经后全身的肌肉和脂肪的成分发生变化，随着年龄的增长，代谢率下降，骨骼肌丢失，脂肪重新分布，脂肪逐渐向上半身移行，在腹部堆积，臀部脂肪减少，女性的体型会发生翻天覆地的变化。所以女性绝经后身材管理也很重要。

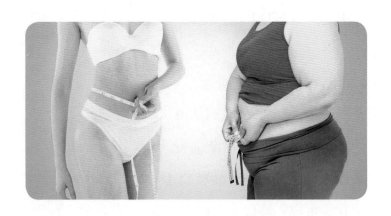

除了以上常见的症状，更年期还有一百多种其他的症状。这些症状不仅对围绝经期女性本人造成了痛苦，同时给家庭也带来了负担，不仅仅是精神上的，还有经济上的。所以，我们需要更加呵护更年期女性，并且应该向更多的女性宣传更年期的知识，避免她们走弯路，能够更好地、更高质量地生活。

一起来看看更年期
门诊是怎样的吧

更年期的一些错误认知

现实生活中很多女性对于更年期是有一定认识的，只有很少一部分的女性对于更年期一无所知，但是能真正了解更年期的女性却为数不多，多数女性认为进入更年期是一个正常的状态。她们认为更年期是每个女性必经的阶段，不需要特别的治疗，只需要熬几年，熬过去就好了。于是她们经常咬牙忍着潮热出汗，心慌、胸闷、头痛，彻夜难眠，夜间频繁如厕，四肢关节酸痛等症状，最重要的是还要因紊乱的月经而焦虑不安。殊不知那只是冰山一角，有更多的危害在后面，如骨质疏松和心血管疾病引起的一系列并发症，以及记忆力下降甚至最后导致老年痴呆症等一系列危害。

也有一部分女性虽然不知道更年期的各种危害，但是她们无法忍受更年期的症状，在迫切地需要解决更年期症状的情况下，她们向医生寻求帮助，但是很多人在经过治疗，症状有所改善后，认为可以了，便会停止用药或者不规则用药。因为女性的更年期症状至少持续一年之久，停药或者不规则用药会使更年期症状再度出现，并且不能预防之后的心血管疾病或者骨质疏松、老年痴呆症等病症的发生。

临床上还有一小部分女性通过各种各样的渠道学习了有关更年期的知识，她们知道更年期的一系列症状与危害，很愿意继续深入学习更年期的相关知识，并且愿意接受规范性的治疗。这么做她们将获益良多，并且能安稳地度过更年期。

在古代，女性的更年期因为平均寿命的原因没有成为大家关注的问题，但随着社会水平的提高，人类平均寿命的延长，女性有近 1/3 的时间是要在围绝经期及绝经期度过的，所以越来越多的女性需要经历更年期，越来越多的更年期症状表现出来。随着医学水平的发展，更年期的各种症状是可以得到改善甚至被解决的，所以更年期不再是女性必须咬紧牙关去硬挺的一段时间，而是可以通过一系列手段去解决并预防的，至于更年期的远期危害，更应该引起我们的重视并提早关注预防。

随着人类寿命的延长，生活水平的提高，健康养生逐渐成为消费的主流，许多更年期女性为了所谓的健康养生，在大量广告和销售人员的"忽悠"下，认为保健品可以治百病，于是购买了大量的保健品。目前市场上，关于更年期女性的保健品有很多，有的有效果，有的没有效果。但大部分是有一定效果的，可以帮助女性缓解一定的更年期症状。而这些保健品之所以有一定的效果，那是因为产品中含有人工合成的雌激素。只要有雌激素，或多或少都对女性有一定帮助。很多女性用完后皮肤变好、容光焕发、精力充足，便认为保健品足以让自己返老还童，容颜不老，只要服用保健品便可以搞定一切。殊不知真正的隐患便在这保健品中，实际上大多数保健品里面的人工合成雌激素不但不能让女性逆生长，反而会促使"癌生长"，并且不能够预防更年期的远期危害。临床上很多案例提示，长期服用保健品会提高乳腺癌及子宫内膜癌的发病率。

保健品中的雌激素剂量是不能确定的，很多超过了临床医生使用的常规剂量。

有的保健品中无孕激素，不能够很好地保护子宫内膜，导致子宫内膜在雌激素的作用下异常增生，有可能导致子宫内膜癌的发生。

市面上的保健品里含有的雌激素大多是人工合成的雌激素，而临床上使用的大多是天然的雌激素。

许多更年期女性花费大量钱财购买昂贵的保健品，不但不能给自己带来健康，反而将自己置入危险的境地。所以对于有更年期症状的女性，不要自行购买市场上的保健品，如果希望治疗更年期的不适，应该在医生的指导下接受激素治疗，而不是依靠保健品。

所有女性，都希望自己容颜永驻，青春依旧，女性对于衰老的恐惧，无关乎年龄与其他，只要被提及，就是热点话题。

女人为什么会变老呢？因为卵巢老了，这个是不争的事实。但是许多商家打着"卵巢老了，女人就老了""卵巢多少岁，脸蛋多少岁"的幌子大肆宣传"卵巢保养"这一商业观点，于是一批又一批的女性走上了保养卵巢的道路。坊间传闻，卵巢保养有三宝，按摩、理疗与吃药。在许多美容院与某某系医院的宣传中，称在腹部涂上秘制精油、药物，辅以按摩加速血液循环，然后包上保鲜膜，使精油充分渗透皮肤，擦拭干净，然后再次涂抹精油进行二次按摩，可以使精油渗入卵巢，从而保养卵巢。在给女性服务的过程中服务生还会大肆宣传自己产品独家，手法专业，疗效领先其他同行，能有效改善卵巢功能，延缓卵巢衰老。殊不知专业的妇产科医生通过妇科检查双合诊或三合诊都不能很全面的触及卵巢，想要看到卵巢，一般需要专业的彩超设备。通过在肚皮揉捏几下就能改善卵巢功能基本上是无稽之谈。更有甚者，有些美容院为了让短期疗效更显著，会在产品中添加大剂量的雌激素，增加女性患乳腺疾病、妇科疾病的风险。除此以外，各种理疗，比如红外线照射等，更是和卵巢保养没有一丝联系。

花大价钱做的保养，皱纹一道没减，色斑一块没少，卵巢的功能没见恢复，子宫上的肌瘤倒是增大了，更有甚者，乳腺癌与子宫内膜癌也随之而来了。花开花落，生老病死，本是自然规律，衰老并不可怕，可怕的是不知道怎么面对它，当衰老来临时我们该寻求正确的方法去面对它。

希望所有的女性通过学习能够对更年期有新的认识，能够找到正确的方法对待更年期，也希望每个女性都能平稳度过更年期，并好好享受更年期及更年期以后的生活！

提前到来的更年期

　　来更年期门诊就诊的不仅仅是四五十岁的女性，也有年轻的女性。我印象较深的是一名 30 岁的女性，私企白领，精明能干。结婚 2 年余，一直想要孩子，但是这几年没有避孕也没怀孕，由于工作忙也一直未予重视。这一年来，她的月经开始变得不规律，前半年经常月经淋漓不尽，有时候流血会持续 10~20 天，可是后半年又一直闭经。她来就诊的时候很焦虑，因为本身工作压力很大，她常年失眠，又一直未孕，脾气也越来越暴躁。平时在单位，同事也常常背地里议论她是不是更年期了，在家老公也很疑惑，之前温柔贤惠的老婆好像变了一个人。她发现自己的症状和她 56 岁的妈妈很是相似，她突然意识到：自己是不是"早更"了，于是便到我们更年期门诊就诊，后来被诊断为"卵巢早衰"。

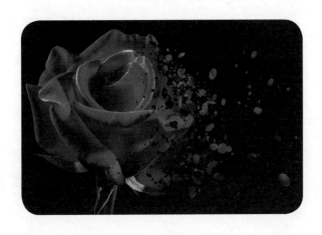

　　从青春期少女第一次月经来潮开始，大多数女性会在 2~4 年内建立每月一次规律的月经周期，这个每个月例行的公事大约要持续 30 年。中国女性的平均绝经年龄大约在 50 岁。但是，有些女性在 40 岁之前，就开始闭经，还往往伴随着潮热盗汗、失眠、关节酸痛、阴道干涩、性欲减退等种种更年期症状，这部分女性大多是因为不孕来医院检查才发现自己是"卵巢早衰"的。临床上，我们把 40 岁之前出现了闭经或月经稀发的症状称之为卵巢早衰，医学上规范的术语又叫作早发性卵巢功能不全（POI）。

　　引起卵巢早衰的原因有很多，包括如下：

染色体或基因异常	常包括性染色体异常与常染色体异常。
免疫异常	例如自身免疫性肾上腺疾病与自身免疫性甲状腺疾病，Ⅰ型糖尿病等。
感染因素	例如流行性腮腺炎、带状疱疹病毒、巨细胞病毒、结核、疟疾等。
医源性因素	主要是放疗和化疗对卵巢的损伤。
特发性早发性卵巢功能不全	超过半数的早发性卵巢功能不全找不到原因。

我们通常可以将卵巢功能的减退分为两个阶段，即卵巢储备功能下降与卵巢早衰，卵巢早衰是卵巢储备功能下降，发生衰老的终末阶段。当双侧卵巢窦卵泡数小于 6 个或 AMH（抗苗勒管激素）<1U/L 时，提示卵巢储备功能下降，有可能导致生育力下降、月经紊乱及一些更年期症状的出现。卵巢早衰指卵巢储备已耗竭，40 岁前出现闭经、更年期综合征或绝经期症状，低雌激素血症和高促性腺激素血症，诊断标准为：年龄 <40 岁，闭经时间 ≥ 6 个月，两次（间隔 1 个月以上）血

FSH>25mIU/ml。卵巢早衰患者丧失了生育能力，更年期的症状更加明显，所有更年期女性可能出现的症状都可以在卵巢早衰患者身上看到。

卵巢的衰老好比人的生老病死一样，是自然规律，正常的女性一生之中可以排出400~500个卵子，排出一个就少一个，这些卵子的数目是既定的，人的生老病死不可逆，卵巢的衰老亦不可逆转，而且卵巢是女性最早衰老的器官。卵巢早衰是因为卵巢功能衰退，卵泡缺如或耗竭引起的，卵泡提前耗竭的机制不明，因此尚无法进行病因治疗。对于完成了生育的女性，治疗的主要对策是激素补充治疗与对症治疗，以求恢复人工月经和防止生殖器官过早萎缩与其他退化性疾病，例如骨质疏松症和心血管疾病。

卵巢功能减退对育龄期女性最大的困扰就是生育问题。卵巢储备下降导致患者自然受孕的几率随之下降，临床上可以通过辅助生殖技术（例如促排卵或试管婴儿）帮助其提高妊娠几率。但是与卵巢储备功能正常的女性相比，即使有辅助生殖技术的帮助，其整体的妊娠率仍会比较低。而卵巢早衰患者在一般情况下已无卵子的储备，她们自然受孕的概率极低，基本上不能用自己的卵子孕育后代，只能求助于赠卵试管婴儿技术。

与此同时，卵巢早衰的患者还需要补给外源性激素以维持正常女性的生理状态以及预防远期危害。

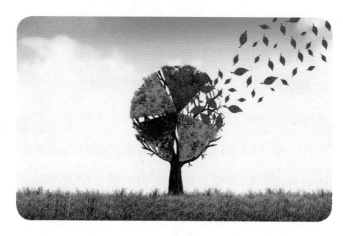

卵巢早衰的女性较正常年龄绝经的女性，暴露在低雌激素环境下的时间要长 10~20 年之久甚至更长。前文已经说过，雌激素缺乏对女性的影响是广泛而深远的，会影响生殖泌尿系统、骨骼系统、心血管系统、神经系统等。卵巢早衰的女性由于长时间缺乏雌激素，患骨质疏松症、心血管疾病、阿尔兹海默病的风险都比正常女性高。有研究表明，未经治疗的卵巢早衰患者预期寿命会缩短，其主要死因源于肥胖和心血管疾病等。因此，卵巢早衰的女性在排除禁忌的前提下，应该及早开始激素补充治疗，获益更多，风险更小。激素补充治疗不仅仅可以缓解更年期症状，还可以预防远期危害。

PART 2

更年期对症看

更年期潮热出汗

　　人到更年期，会出现多达上百种的更年期症状，其中很多症状可以同时出现，我们将其称之为"更年期综合征"。更年期综合征是由于卵巢功能衰退，雌、孕激素分泌减少或失调，引起一系列生理和心理的不适及与之相关的临床症状。那么，进入更年期到底会有哪些表现呢？让我们一起走近"更年期综合征"，去认识更年期可能出现的症状。

　　很多中年女性会很奇怪怎么突然之间就身上发热，出汗不止，持续很久都无法缓解，是不是自己得了什么疑难杂症，天天为此忧心忡忡。其实这也不是什么所谓的疑难杂症，可能是进入了更年期，而潮热出汗便是更年期最为常见的症状之一。

怎么样才算是潮热出汗

"中午或晚上老是浑身燥热，汗流不止。"

"会突然之间有脖子胸前发热，然后很快会涌上脸，皮肤一下子就开始发红，随后出现全身冒汗，一天发生好几次甚至数十次，持续数秒钟。"

"热的难受，一直出汗，吃中药调理都没有用。"

这些便是在更年期门诊中经常听到的更年期女性对自身潮热出汗的自述。

 大夫，最近我有点不舒服。

您好，请描述一下您现在的情况，是哪里不舒服。

我也不知道为什么，最近一段时间身上一直发热，冒汗。去附近的诊所看了，吃了药也没什么效果。现在快一个月了还是这样，是不是得了什么好严重的病啊？

您再说具体一点，是什么样的发热出汗。

就是我的脸上、脖子上，胸部那一阵一阵的发红发热，紧接着就一直冒汗，好的时候一天发作几次，不好的时候一天可能有十几次，特别是晚上睡觉的时候，有时候发作起来我根本睡不着觉。

您现在多大了，月经情况怎么样？

我 50 了，月经今年这半年就来了一次。

您这个情况我们考虑可能是进入了更年期了。这种潮热出汗也是更年期较为常见的症状，是更年期体内雌激素水平下降导致的。

原来是到了更年期了，那我是不是不用治疗，只要忍忍，过了这段时期就好了？

 虽然说更年期不是病，是一个正常的生理过程，但是还是要预防、延缓各种远期并发症的发生。如果对于更年期后一些远期危害，如心血管疾病、骨质疏松症没有足够的认识，可能会失去最佳的预防时机。所以要在这个时期做到调整好心情、合理饮食、适当运动、定期体检，必要时进行补充激素治疗，这样才能平稳度过这个时期。

刚步入更年期，面对着突如其来的潮热出汗，心里难免会有些恐慌和疑虑。其实对更年期的生理变化有了一些了解后就会发现更年期并没有想象中的可怕。

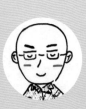 潮热出汗是更年期较突出的特征性症状，主要是由于更年期女性雌激素水平下降引起的血管舒缩症状，主要表现为阵发性自觉发热、发红、出汗、心慌。发

热一般起自前胸，涌向头部，然后迅速波及全身。在潮红区域会感觉到灼热，皮肤发红，紧接着爆发性出汗，持续数秒至数分钟不等。由于汗蒸发以后带走了皮肤热量，会感到畏寒甚至寒战。常表现为忽来忽去，如潮水一般，故称为潮热。潮热出汗多在更年期开始就出现，呈逐渐加重的趋势，绝经后逐渐缓解，持续一段时间后会自行消失。

更年期是女性生活中一个自然过渡时期，很多女性会出现潮热出汗的症状，严重起来甚至会影响到女性的工作和生活，也是更年期女性需要性激素治疗的最主要原因。但是也不用过度担心害怕，保持良好的心态，通过定期体检，适当锻炼，合理补充激素，更年期潮热出汗的症状能得到一定程度的改善，同时女性的生活质量也会得到大大提升。

更年期月经异常

随着女性年龄的增长，卵巢的功能会随之衰退，月经也会出现相应的改变。女性在进入更年期后，月经的规律性、周期、行经天数、经量发生改变。月经紊乱成为更年期女性最常见、最突出的早期症状，也是更年期门诊中最为常见的症状之一。

女性步入更年期后，月经会发生什么样的变化

大多数女性从 40 岁开始出现卵巢功能减退，月经周期开始缩短，进入绝经过渡期时月经周期会继续缩短或延长，但大多仍有规律。随着绝经期的到来，月经周期开始变得没有规律。这些主要是因为卵巢功能减退而出现的卵泡发育不良所致的卵泡期延长，进而出现有排卵的月经周期延长或无排卵月经出现。月经紊乱早期表现为月经周期的缩短，随之月经周期的

不规律，然后是月经周期逐渐延长，表现为间歇性闭经。由正常20~30天变为2~3个月或更长时间行经一次。经量可正常或较前减少，间隔时间逐渐延长到4~5个月或半年才行经一次，以后直到闭经12个月到达绝经。

在更年期门诊中，最常见到的几种月经异常：

稀发月经 月经周期间隔时间长，由正常20~30天变为2~3个月或更长的时间。经量可正常或较前减少，间隔时间逐渐延长到4~5个月或半年才行经一次，以后则完全停止。

月经周期紊乱 从正常的月经周期变为不规则的阴道出血，有时经期延长或变为持续性阴道出血，淋漓不断达1~2个月不止；阴道出血量较多者，可发生贫血，面黄，全身乏力，心

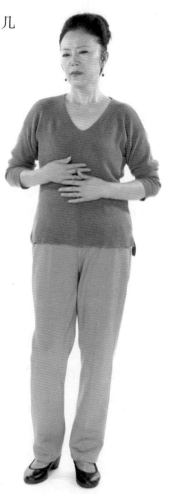

慌，气短。严重者血红蛋白可明显降低。有的反复出血，一般经 1~2 年，月经即完全停止。此时要做详细检查，首先除外肿瘤引起的出血，对年龄在 40 岁以上的更年期女性，应进行全面检查。排除外肿瘤后，再按更年期月经紊乱进行治疗。

突然绝经　少数中年女性过去月经周期及经期一直正常，也有的周期正常，仅有几次月经量逐渐减少，以后月经突然停止。

更年期出现月经异常有哪些原因

神经内分泌系统失调	主要是下丘脑 – 垂体 – 卵巢轴的不稳定或者功能缺陷，卵巢功能减退导致月经异常。
情绪异常	长期的精神压抑、压力大、生闷气或遭受重大精神刺激和心理创伤，都可导致月经失调或痛经、闭经。
饮食结构不合理	饮食结构不合理，为了减肥而过度节食，造成月经不调月经量少和月经延迟的情况也很多。过度节食，由于机体能量摄入不足，造成体内大量脂肪和蛋白质被耗用，致使雌激素合成障碍而明显缺乏，影响月经来潮，甚至经量稀少或闭经。

| 不良的生活习惯 | 嗜好烟酒的女性更容易出现月经不调的症状。有数据表明，每天吸烟 1 包以上或饮高度白酒 100mg 以上的女性中，月经异常者是不吸烟喝酒女性的 3 倍。 |
| 恶性疾病 | 如子宫内膜疾病、卵巢疾病可造成子宫内膜的增生而形成乱经，或是子宫颈直接因为疾病的侵袭，而造成的出血。 |

更年期月经异常是否需要治疗

不少女性认为进入更年期后月经紊乱是一个正常的生理现象，所以不甚关心，直到某天影响到正常的工作生活才意识到问题的严重性。随着更年期卵巢功能的衰退，卵巢不再排卵，卵巢分泌的雌激素、孕激素水平异常，最早缺乏的是孕激素，子宫内膜受雌激素长期的刺激但缺乏孕激素的保护，子宫内膜便会过度增长。如果不予以干预治疗，容易引起异常出血、月经量多，甚至会引起严重贫血，更有甚者会出现子宫内膜的恶变。所以，更年期出现月经异常，切不可不放在心上，而是需要及时就医排除器质性病变。

更年期失眠多梦

　　失眠多梦也是更年期常见的症状之一，通常伴随着其他更年期症状一同出现。失眠严重时会影响到更年期女性的生活、工作和情绪，是更年期不容忽视的症状之一。

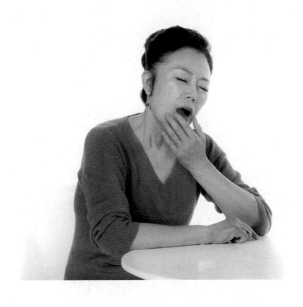

一位 50 岁的教师王阿姨的自述：

我最近两月常常出现潮热出汗、烦躁易怒、失眠多梦等症状。碰到一点小事就容易发脾气，经常感到胸部、颈部一阵阵发热。晚上常常入睡困难，有时整夜整夜的睡不着觉，即使睡着也感觉睡眠质量不好，一闭眼就做梦，醒来之后疲劳感仍没消失，严重影响到了平时的生活和情绪。平时我脾气本来很温和的，现在老是会莫名其妙地发脾气，老公和子女也对发生在我身上的变化表示很疑惑，不知道发生了什么。

为什么更年期女性容易出现失眠

雌激素水平降低　女性进入更年期后雌激素水平下降，当雌激素水平下降时，很容易受日夜节律变化的影响，出现失眠和睡眠中断。

血管舒缩症状　雌激素水平下降引起血管舒缩症状，容易出现潮热盗汗。潮热盗汗严重时可引起入睡困难及早醒，是中年女性失眠的主要原因。

情绪　抑郁焦虑情绪也可导致失眠、早醒等睡眠障碍。

严重的失眠常常导致患者在就寝时过分担心紧张，焦虑明显，导致更加难以入睡，因而常常陷入一种恶性循环。

骨质疏松症状　更年期女性由于骨量丢失加快，可出现骨质疏松的情况，夜晚常常会因为四肢关节、肌肉、颈椎、腰椎疼痛而影响睡眠。

社会心理因素　更年期女性虽然在各个方面趋于平稳，但是许多不良生活状况也会相应增多。如父母年老体弱、患病住院；子女长大成人面临就业、婚姻等。这些问题加重更年期女性精神心理负担，也会影响到女性的睡眠。

遗传　一些严重的睡眠障碍可能有家族遗传因素。

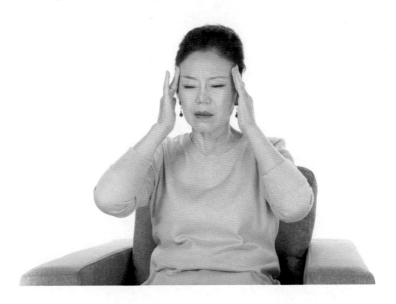

更年期的失眠多梦常常伴随着周身不适。夜晚因潮热盗汗或其他方面的原因导致睡眠困难，很大程度上影响到睡眠质量。不仅会引起长期的睡眠困难，而且还会因为睡眠问题引起各方面的其他问题；如夜晚睡眠欠佳导致白天精神状态差，致使情绪受到影响，变得脾气暴躁易怒或者抑郁焦虑。反过来，情绪不好又会影响到入睡，加重失眠，形成一个恶性循环。因此，失眠多梦是更年期一个需要重视的问题。解决好失眠这个问题，在帮助中年女性平稳度过更年期这个坎上具有重大的意义。

更年期头晕、头痛、心慌、胸闷

　　很多女性朋友在更年期会出现头晕、头痛、心慌、胸闷等不适，有的甚至还会怀疑自己是不是得了心脏病，以致精神紧张，情绪低落。这也是更年期的常见表现，主要是由于自主神经失调引起的，包括头晕头痛、心慌胸闷、耳鸣、眩晕等。

大夫，我今年五十岁了，本来以前身体状况都还挺好的，但这几个月没来月经，然后现在一直会有头晕头痛，胸口还好闷，喘不上气来，心里也一直发慌，不知道是不是得了心脏病。

现在还无法明确诊断，但是根据您描述的症状很有可能是进入了更年期。进入更年期的女性会突然出现许多以前从来没有出现过的症状，您所说的头晕头痛、胸闷心慌也是其中常见的症状，再加上您现在几个月没来月经，很有可能就是进入了更年期。不过要先去医院做一些检查如心电图、心脏彩超等，排除一些器质性心脏疾病才能确诊。

为什么进入更年期会出现这些症状

雌激素水平　这些症状与更年期女性体内雌激素水平下降有关。激素下降会引发全身自主神经功能紊乱、失衡，导致各种心血管问题，常表现为心慌胸闷、头晕、失眠等。

活动量　剧烈的高强度的体力劳动，造成暂时性心血管供血不足、心脏负荷大，也会引起心慌头晕。对更年期女性来讲，因活动量大而引发这些症状的可能性更高。

情绪　情绪过于激动，或长期处在较大压力下，精神抑郁、紧张，也是加重心血管负担的重要因素。

体质　体质虚弱、心脏功能不强的更年期女性出现这些症状概率更高。

疾病　患有心脏病或其他影响心血管的疾病，也容易引发这些症状。

不良生活习惯　如生活不规律，过度疲劳，烟酒过度也会引起自主神经紊乱，导致这些症状发生。

更年期出现头晕头痛、心悸胸闷多是因为体内雌激素水平降低，自主神经系统平衡失调，出现表现不一、轻重不等的症状；各种检查可能都不会发现有器质性心脏病的证据。如果出现更年期头晕头痛、心悸胸闷等不适，建议先至医院进行相关方面的检查，首先排除器质性方面的原因；不可随意自行买药服用。

如何预防防治更年期的头晕头痛、心慌胸闷

保持良好心情；

做到起居有规律；

合理饮食、戒烟戒酒；

适当参加户外活动或锻炼；

合理的药物治疗。

更年期四肢关节酸痛

更年期也是关节症状的一个好发时期，有研究报道，有50%的更年期女性有关节肌肉问题，主要表现为肩、膝、腰骶关节和手指等部位的疼痛。

医生，我今年52岁。我从半年前开始睡觉就不怎么好，而且我手指关节和膝盖又酸又痛，痛起来我都忍受不了，尤其是在早上的时候。有时候坐久了起来会比平常更痛，我现在这个情况要怎么办？

根据你描述的这个情况，有可能是跟进入更年期有关。女性在进入更年期后雌激素较少了，可能会导致骨量减少、骨质疏松，引起四肢关节酸痛，严重的还会影响平常生活和活动。我们可以做一些相关检查来确认一下，尤其是激素水平测定和骨密度的检查，看一下体内雌激素有没有下降，骨量有没有减少。

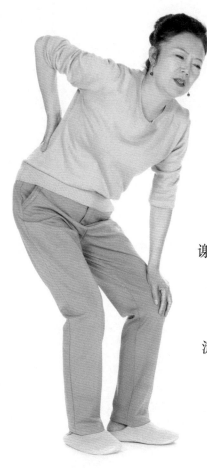

引起更年期关节肌肉酸痛的一个常见原因便是骨量减少、骨质疏松、肌肉减少症。骨质疏松后，骨骼的承受力远不如以前，当活动时，肌肉、韧带的牵拉会造成疏松骨质的进一步破坏而引发疼痛。雌激素对骨骼代谢有保护作用，当女性绝经后雌激素水平明显降低，对骨骼的保护作用也随之降低，将会大大加速骨质的流失，更年期女性此时便会出现腰腿、关节痛。

另一个引起更年期女性四肢关节酸痛的常见原因便是骨关节炎。主要症状是关节酸痛及休息痛，多发生在晨起或久坐之后，活动后疼痛减轻，但活动过多时，因关节摩擦会再次出现关节痛。关节酸痛症状常常使得更年期女性疼痛难忍，行动不便，严重时还会使劳动和生活能力下降，关节畸形甚至肢体残废等，可以严重影响和威胁更年期女性的生活质量和身心健康。

绝经后的肌肉减少症也能引起关节肌肉酸痛，其主要表现为肩、颈、腰背部肌肉和肌腱疼痛，也可以表现为肌肉痉挛。有研究报道，63%的绝经后女性曾出现不同部位的肌肉痉挛，多发生在小腿、足底、腹部、肋缘部等。绝经后随着卵巢分泌的性激素水平下降，全身肌肉和脂肪成分发生改变，约15%的骨骼肌肉量随年龄丢失并导致肌肉的力量下降，很多人会出现肌少症。肌肉减少的原因，还与不运动，蛋白质摄入不足或消耗过多有关。

注意适当的休息和关节活动，减少站立、行走时间和距离，经常按摩热敷关节处有助于减轻关节酸痛症状，饮食均衡（一定的蛋白质摄入量），合理的激素治疗，防止及延缓骨质疏松及肌肉萎缩的发生。

更年期皮肤感觉异常（麻木及蚁走感）也是更年期的常见症状，只是很多女性不知道。就总是觉得自己皮肤感觉怪怪的，发麻发痒，有针刺、蚂蚁在爬，甚至口腔有灼烧感、异物感。以为自己得了什么奇怪的疑难杂症，因此到处寻医。

一位52岁、绝经2年的高中老师李女士是这样描述自己的：

这一年来我睡眠有点不好，经常失眠；然后这一个月来身上开始有奇怪的感觉，就跟蚂蚁在身上爬样的，一开始我没在意，以为是过敏。但是这一个月一直有这样的感觉，而且感觉越来越明显。去了好多医院看，看了皮肤科、神经内科都没有查到有什么问题，我就很纳闷为什么会这样？

相信有过这种症状的中年女性也会有类似的疑惑，明明身上有针刺感或者蚂蚁在爬的感觉，去医院检查又没有查到什么问题，不能用生理情况或者器质性疾病解释，这是为什么？此时应该考虑这些症状是否与更年期相关。

许多人容易忽视或不清楚皮肤感觉异常（麻木及蚁走感等）也是更年期的常见病之一，这种情况下容易病急乱投医。当你了解了这种感觉异常是因为进入更年期之后，就不会因为怀疑自己得了什么疑难杂症而有所忧愁。就可以调整好心情，规律作息，合理饮食锻炼，适当的激素治疗，以良好的心态度过更年期。

更年期抑郁症

中年女性是情绪障碍的高发人群，其发生率远高于男性，超过 50% 的抑郁症患者为 40 岁以上的女性。46% 的更年期女性存在不同程度的抑郁症状，其中，有 30% 为中重度抑郁。同时，更年期女性常伴有显著的焦虑症状，如神经质、恐怖、紧张、烦躁不安等，表现为"激动性抑郁"，易怒也成了困扰更年期女性的首要症状。女性更年期症状与情绪障碍的症状多有交叉，常常令人们难以分辨。

促发本病的因素有哪些

女性进入更年期后，卵巢开始萎缩，绝经后雌激素分泌较少，会出现烦躁、激动、潮热等更年期综合征的症状，有时会当众发作，令患者焦虑不安，心情不悦；若不能及时调整心态，正确对待，反复下去就容易患上抑郁症。

绝经后女性由于体内雌激素消耗殆尽，致使性欲减退，甚至无性要求，给二人世界带来了极大不便。若丈夫不理解妻子，双方原先亲密无间的关系就会出现裂痕，势必会增加妻子的心理负担，长期下去就可能会导致抑郁症的发生。

更年期女性多临近退休或受到下岗的威胁，心里存在多种顾虑。有的觉得退休后无事可干，由此产生孤独感，进而产生抑郁；有的下岗后经济收入难以保障，社会地位有所改变，这些因素每时每刻都在困扰着她们，使她们在危机感中逐渐产生抑郁。

有些女性进入更年期后，不主动参加社会活动，又不去开拓美好的生活、享受生活的乐趣，而是整天闭门自思、闷闷不乐，久而久之便产生精神抑郁。

有些则是不能适应新的环境、新的生活。

抑郁症的主要表现

言语较少　抑郁症患者常常不愿意和人交流，往往逃避社交、独来独往、少言寡语。很多时候把自己一个人关在房间里，一整天甚至好几天都不出来，卧床不起，也不吃饭，更不与人说话。

情绪低落　偶尔的情绪低落属于正常，持续性情绪低落、悲观绝望等情绪的出现，就要提高警惕。患者长期的自我悲观情绪，会加重消极的自我暗示，让患者度日如年，产生无用感，觉得身边的一切都没有意义。这种无用感对人的心理会造成重大的打击，甚至会让人走到崩溃的边缘。

行动迟缓　抑郁症患者典型的症状就是行动缓慢，动作明显减少，甚至卧床不动，连说话也是迟钝的，语塞甚至不语。

躯体症状　抑郁症的躯体症状主要表现为食欲减退、体重下降、易疲劳、睡眠障碍等。睡眠障碍主要表现为晚上入睡困难、睡眠浅，早晨又醒得早，这也是抑郁症发作的典型特征。

如何判断自己有没有抑郁症

对日常生活丧失兴趣，无愉快感；

精力明显减退，无法解释的持续疲劳感；

行动缓慢，思维迟滞；

自我评价过低，常常有自责感或者内疚感；

反复出现想死或者自杀的念头；

常常失眠、入睡困难、早醒或睡眠过多；

食欲降低，体重出现明显下降；

联想困难，自觉思考能力下降；

性欲明显降低。

如果具有以上症状中的 4 项且持续有 2 周以上，即可考虑更年期抑郁症。需要特别注意的是，判断患者有无抑郁障碍的核心症状——情绪低落、精力疲乏和持续性疲劳感。

更年期女性有哪些情况需要警惕是否有抑郁

首先经常感觉到各种全身不适，但是又说不清具体哪一部位，或者不适的部位一直在改变，或者同时出现多个部位的不适。在这种情况下，患者容易过分在意自己的病情，反复进行检查确定没有发现器质性病变，仍不厌其烦去其他医院要求反复检查，使用过各种药物治疗，也没什么明显的效果。

其次，身上患有各种慢性疼痛或者工作压力较大，遭遇各种生活中的不良事件，如亲人去世，退休下岗，家庭离异等；还有本身患有其他慢性疾病，如心脏病、糖尿病、恶性肿瘤等，容易加重患者的悲观情绪。

这些更年期患者产生抑郁的可能性会比其他女性高，需要自身提高警惕。

如何远离抑郁症

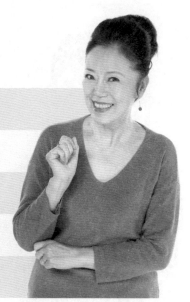

合理饮食，远离辛辣刺激食物；

多运动，转移不良的情绪；

保持好心情，放宽心态；

身边家人同伴的理解也是必不可少的；

合理的药物治疗。

更年期情绪问题

相信一提到更年期，大家的第一反应便是脾气差、情绪不好、容易生气等一系列的形容词汇。确实，更年期女性经常会出现心烦意乱、易激动、脾气差的情况，时而长吁短叹抱怨人生，时而痛哭流泪心灰意冷，经常会因为一些不起眼的小事而大发脾气，情绪就像过山车一样起起伏伏，让家人和孩子都为此苦恼不堪，甚至退避三舍。更年期不稳定的情绪不仅会给家庭和睦造成一定程度影响，还有可能扰乱和谐的邻里关系、工作环境，也为女性身心健康蒙上一层阴影。

医生，我今年 51 岁，最近几个月经常睡不着觉，身上老是一阵一阵发红发热。然后我脾气也变得好差，经常动不动就跟我老公、女儿吵架，碰到一点什么不满意就容易跟他们发火，我也知道我可能有点过激了，但就是忍不住这脾气。本来我以前不是这样的，以前我自己感觉脾气还是蛮温和的。我女儿跟我讲我可能是进入更年期了，所以我就挂了个更年期的门诊过来看看了。

确实对于中年女性来说，情绪不好、脾气变差是较为容易发现的更年期症状之一，甚至很多时候"更年期"这个词就是用来形容一个人情绪差、脾气不好的代名词。那么究竟是什么导致了更年期女性情绪不稳定的呢？

随着年龄增长，人体的各种器官机能都在走下坡路。到了更年期，随着脑垂体与卵巢之间内分泌平衡的失调，神经系统出现不稳定现象，促使更年期女性出现易怒、心烦等情绪不稳定的情况。另外。由于更年期其他的全身症状，如失眠、潮热盗汗、月经不规律等，使得女性睡眠质量降低，平时精力难以得到恢复，变得易怒。稍微碰到一点小事就容易发脾气，无法自控，影响家人及同事的关系。而且许多更年期女性在精力不如从前的情况下，还得面对工作上的压力，家庭的负担等，往往会更加促成悲观情绪的产生，形成一个恶性循环。

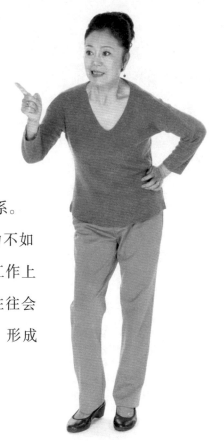

今天下午，更年期门诊诊室里，一位女儿带着她的妈妈走进来。

您好，请坐，请出示您的就诊卡。

 完了，可能刚才忘在外面没拿进来。

妈，你刚明明在外面拿走了，我还提醒你拿在手里的。

最后就在她裤子口袋里找到诊疗卡。

医生啊，我这记性啊，真的太差了，刚做过的事，一下子就不记得了。

这位女士在迈进 48 岁之后的这一年，她的记忆力严重衰退。刚开始是在家中不停地找手机、钥匙，到后来就是出门要买的东西一下楼就不记得了，同事转达的要回复谁的电话她也必须立马记在纸上，因为很可能一转身就又忘了。老公也说她老年痴呆了，同事也说她不如以前记性好了，如此一来她就觉得自己一下子老了好多，心理压力太大。

更年期的一些症状，主要是女性由于卵巢功能逐渐衰退，雌性激素分泌紊乱，生理和心理都发生了一系列的改变，通常会出现烦躁易怒、失眠、忧郁以及较为严重的记忆力减退等症状。每个女性突显的症状不同，就像这位女性她的主要症状就是记忆力的减退，潮热、盗汗却不是很明显。记忆力的衰减，最初比较隐匿，不能及时引起人们的重视，轻微的下降很多人也觉得无关紧要，往往来医院就诊的都是严重影响生活和工作的了。所以如何识别"老年痴呆症"的早期症状尤为重要，让我们一起来了解：

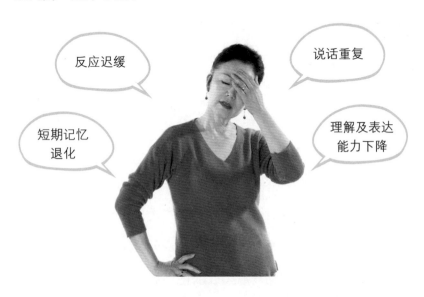

反应迟缓

说话重复

短期记忆退化

理解及表达能力下降

忘记熟人的名字和电话　见面后明明认识却叫不出对方的名字，家人的电话以前都是熟记于心的，现在却想不起来。

词不达意，表达障碍　找不到合适的词语来替代，结果别人无法理解她所表达的意思，严重者甚至叫不出常用物品的名称。说话唠里唠叨，本来想表达一种思想，说出来却是另外一种意思，对一件事总是反复不停地说。

丢三落四，定向力障碍 　做事随做随忘，比如做菜时忘记放盐，找不到钥匙和手机，明明锁了门出去，半路上却又觉得门没锁，上街去买菜，忘了拿篮子或者钱，本来要去接孙子顺带买东西，常常是孙子接回来了但东西忘了买。

计算力差 　出门买东西，简单的账也算不来，有的可能完全忘记所有的数字。

情感波动 　往往情绪波动迅速，有时会毫无原因地突然哭泣或突然变得极为愤怒，变得极为敏感多疑或非常恐惧或越来越暴躁、固执。

对于中期和晚期的患者，上述症状就会更加重。中期"老年痴呆"患者，远期记忆和近期记忆都明显受损，如忘记用了多年的电话号码，记不住自己哪年结婚。有些女性表现出明显的性格和行为改变，如以前脾气温和，为人宽厚，现在变得脾气暴躁，心胸狭小；以前脾气很坏，现在却特别听话。多数患者表现为对周围的事情不感兴趣，缺乏热情，不能完成已经习惯了的工作。有些患者表现为不安，如无目的地在室内走来走去，或半夜起床到处乱摸，开门关门搬东西等。有些患者走得稍远一点，就有可能迷路，有的甚至在很熟悉的环境中迷路。到晚期，患者不认识周围环境，不知年月和季节，算十以内的加减法都有困难，日常生活需要照顾，最多只能记起自己和配偶等一两个人的名字。

如果有一天时间悄然偷走你的记忆，你爱的人和爱你的人都无法再分辨，那么我想生活中的喜悦一定会丧失殆尽。如果你自己或身边的人出现了上述类似症状，请一定要及早带她来寻求专业帮助。这样，才能以后坐着摇椅慢慢品味往日欢愉。

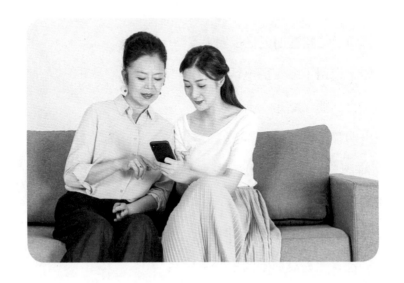

更年期尿失禁、子宫脱垂

我今年 51 岁，绝经 1 年，最近 2 年自觉阴道有东西脱出来，检查说是子宫脱垂了，这算正常吗？

我现在走路、大声说话都会有尿漏出，很困扰我，该吃啥药？

我妈 49 岁，咳嗽时漏尿，不敢大笑，怕漏尿，月经已停 1 年，这种情况已有 2 年多了，我很替她着急，该怎么办？

以上我所列举的是最近患者在网上咨询我的几个问题，她们的共同问题就是进入更年期之后出现了子宫脱垂、尿失禁等盆底功能障碍的症状。

盆腔脏器脱垂主要是由于分娩引起严重的产伤导致，随绝经年限的增加，发病率随之提高。20%的绝经后中老年女性存在不同程度的子宫脱垂现象。之所以子宫能一直保持在正常的位置上，主要有赖于骨盆底部肌肉、筋膜的支撑，以及附着在子宫上的韧带的悬吊。由于中老年女性大都经历过怀孕、分娩，有些还是多次怀孕、分娩，而怀孕和分娩会导致支撑子宫的各种韧带和肌肉组织过度伸展或撕裂损伤，使得子宫失去韧带、肌肉的悬吊和支撑而逐渐下垂。特别是绝经以后，随着体内雌激素水平的不断下降，骨盆底部肌肉、子宫韧带会逐步退化、萎缩，这就更容易引发或加重子宫脱垂了。子宫脱垂Ⅰ度患者多无自觉症状，Ⅱ、Ⅲ度患者主要有如下表现：

下坠感及腰背酸痛　由于下垂子宫对韧带的牵拉，盆腔充血所致。常在久站、走路、蹲位、重体力劳动以后加重，卧床休息以后减轻。

肿物自阴道脱出 常在走路、蹲、排便等腹压增加时，阴道口有一肿物脱出。开始时肿物在平卧休息时可变小或消失，严重者休息后亦不能回缩，需用手还纳至阴道内。若脱出的子宫及阴道黏膜水肿，用手还纳也存在困难，子宫长期脱出在阴道口外，患者行动极为不便，长期摩擦可出现宫颈溃疡甚至出血。

排便异常 伴膀胱、尿道膨出的患者易出现排尿困难、尿潴留或压力性尿失禁等症状。如继发泌尿道感染可出现尿频、尿急、尿痛等。如合并有直肠膨出的患者可有便秘、排便困难。

很多子宫脱垂的女性常伴随着另一个让人尴尬的问题，那就是尿失禁。临床上尿失禁主要包括两类：压力性尿失禁和急迫性尿失禁。压力性尿失禁表现为咳嗽、行走、一般体力劳动时，或大笑、打喷嚏、跑步、搬重物时，或从坐姿、卧姿站起来时，就会有尿液的不自主漏出的状况。而急迫性尿失禁表现为当你有强烈的尿意，还未到达厕所前，即有尿液不自主流出，或当你听到流水声时，或即使喝少量的液体，也会导致尿液的不自主漏出。

一般来讲，正常人是能够控制排尿的，如有尿液不自主的排出，就为尿失禁。尿失禁在老年女性中非常普遍，通常和老年化过程有关，尿道黏膜、尿道周围结缔组织、周围血管和平滑肌组织是维持尿道压力的重要因素。由于雌激素的缺乏而引起这些部位的萎缩变化，则容易出现压力性尿失禁症状。

压力性尿失禁的典型症状是咳嗽、大笑时尿液不自主地流出，是漏尿最常见的情况。在咳嗽时腹部的肌肉用力，导致膀胱内的压力骤然增加，人体通过条件反射，自然而然地收缩尿道的肌肉，阻挡喷涌而出的尿液。随着女性的年龄增加，承托膀胱和尿道的肌肉逐渐失去了力量，导致膀胱和尿道离开了它们应在的位置，致使对尿液的控制大打折扣。这时尿道的肌肉无法阻挡尿液就发生了压力性尿失禁。

急迫性尿失禁的患者会突然出现强烈的上厕所的冲动，结果在冲到厕所之前就尿了出来。这样的患者通常伴有尿频，经常起夜，每次去卫生间也只能排出不多的尿液。很多的女性朋友常常合并两种尿失禁，严重影响了生活。

尿失禁给患者生活造成了极大的不便。经常漏尿会使内裤有一种洗不去的难闻气味，更严重的有可能导致泌尿生殖系统感染。除此以外，由于外出不便，影响了社交和工作，长此以往对身体和心理都会有较大的伤害，夫妻关系也可能受到影响。据统计，大约每五位女性中就有一位患有不同程度的压力性尿失禁，而且随年龄的增加患病率也提高，在 60 岁以上人群中可达 50%~70%。但大多数患者因羞于启齿，或将其视为自然现象而没有寻求医疗帮助。

更年期是每个女性所必须面临的生理阶段，其实就像很多男性随着年龄的增加会出现前列腺增生进而夜尿增多一样，进入更年期的女性同样也会有这样的困扰。如果上述情况已经影响你的生活，请及时去医院就诊，医生会根据你的情况给予你合适的治疗。

更年期骨质疏松

我们先来做个问卷调查：

实际年龄超过 40 岁？

是否在 45 岁或以前就停经？

除了怀孕、绝经或子宫切除外，是否曾停经超过 12 个月？

是否在 50 岁前切除卵巢又没有服用雌 / 孕激素补充？

每天运动量是否少于 30 分钟？（包括做家务、走路和跑步等）是否不能服用乳制品，又没有服用钙片？

每天从事户外活动时间少于 10 分钟，又没有服用维生素 D？

目前习惯抽烟或曾经抽烟？

父母曾被诊断有骨质疏松或曾在轻摔后骨折?

父母中有一人驼背?

是否成年后因为轻摔后发生骨折?

是否经常摔倒（去年超过一次）？或因为身体较虚弱而担心摔倒?

40 岁后的身高是否减少超过 3cm 以上?

是否体质量过轻（体质量指数值少于 19kg/m^2）?

是否曾经服用过类固醇激素（如可地松，泼尼松）连续超过 3 个月?

是否患有类风湿关节炎?

是否被诊断出由甲状腺功能亢进、甲状旁腺功能亢进、1 型糖尿病、克罗恩病和乳糜泻等胃肠疾病和营养不良?

上述问题，只要其中有一项回答结果为"是"，即为阳性，提示存在骨质疏松症的风险，并建议进行骨密度检查。

你是否惊讶于上述测试结果，是否诧异于原来自己已经处于骨质疏松的边缘。

骨质疏松，字面意思就是骨头松了，不结实了。人体的器官时刻都在进行着新陈代谢，我们的骨骼也是如此，在医学上这叫作骨代谢。一般情况下，体内负责造骨头的成骨细胞和破坏骨头的破骨细胞处于平衡状态，如果这个平衡被破坏，即骨吸收大于骨形成，那么骨头就会被侵蚀，就像木头上出现了很多空洞，造成骨密度下降，空心的木头当然比实心的木头松动、负重能力差，这样人在承重或受力的时候就会感到骨头痛，严重的就会骨折。

最近和一个骨科医生谈起骨质疏松的话题，他感叹现在许多骨折的老人，有的是磕着碰着骨折，一检查发现是骨质疏松了；有的是疼得受不了，去检查发现骨质疏松了；或是早几年就已经查出骨质疏松，但感觉没什么影响，没引起重视后来骨折了。平时不注意骨质疏松，一旦身体出现了状况，发生了骨折，治疗起来就费时费力还取不到很好的效果！不仅身心难受，家里人也跟着着急劳累，成了家庭的负担。

至我们门诊看病的患者常常会用这些词描述自己的感受，"腰疼得受不了、直不起来""躺下起床困难""脚痛脚软""全身关节酸痛""膝盖不灵活"。可见骨质疏松给人带来的痛苦一点都不少！

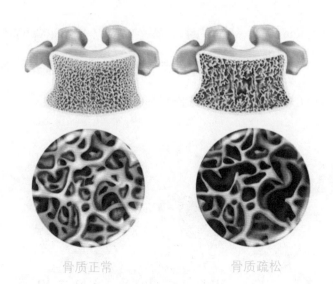

骨质正常　　　　　　　　骨质疏松

　　骨质疏松在早期可能无特殊症状和表现，往往不会引起人们的关注与重视，如不检查骨量就不易发现骨质疏松，而最终的结果就是骨折。一旦发生骨折，预后很差。骨质疏松常见症状如下：

　　疼痛　　表现为下肢负重关节疼痛，以膝关节最常见，还可以表现为腰背部和全身性骨疼痛，约有60%的骨质疏松患者存在不同程度的骨痛，这种疼痛一般由轻度到重度，间歇性加重，加重的疼痛可持续几天或几周，在活动时，如走路、站立、咳嗽等，可使疼痛加重。

　　身高变矮，驼背畸形　　女性在65岁时可比自身最大的身高缩短 4cm 以上，75 岁时可缩短 9cm 以上，驼背的特点是成弧形，从侧面看，像背后凸起的大"C"形，这多与脊柱压缩性骨折有关，这种驼背可进行性加重。

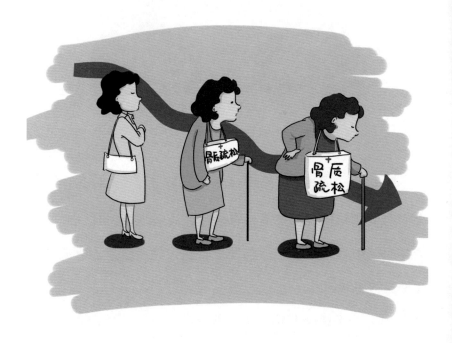

骨折　骨折在骨质疏松患者中的发生率为 20%，随着年龄的增加，除骨量减少外，平衡协调功能减退，听觉、视觉功能减退，对外界的反应能力降低，肌肉骨骼系统对躯体的保护功能下降，使受伤概率明显升高。骨质疏松性骨折预后差，约有 1/4 的患者丧失生活能力。骨折后一年内的死亡率大于 20%，终身残疾率为 50%，这给患者、家庭、社会带来了沉重的负担和压力。骨折的常见部位为胸腰部，其次是持重用力的部位，如下肢和骨盆。

在人的一生中，骨量在不断变化，30 岁左右达到峰值，与年龄相关的生理性骨丢失开始于 35 岁，平均每年的骨丢失量为全身骨量的 0.3%~0.5%。女性绝经后，由于卵巢功能衰退，雌激素水平下降，骨量丢失加速，松质骨更明显。在绝经 5 年内，每年骨丢失量为全身骨量的 4%~8%，皮质骨每年丢失 2%~3%，这个时期称为快失骨期。5~10 年后骨量丢失速度减慢，恢复到绝经前的速度，女性一生中皮质骨丢失 35%~40%，松质骨丢失 55%~60%，而男性的峰值骨量明显高于女性，快失骨期不明显，其一生的骨丢失量仅为女性的 2/3，因此女性骨质疏松症的发生率明显高于男性。此外，中老年女性户外活动减少，日照时间减少，体内维生素 D 生成减少，肠道钙吸收下降，尿钙的排泄增加，这些不利因素是女性绝经后骨质疏松及骨折的发生明显较绝经前增加的原因。

绝经后雌激素水平下降是如何引起骨质疏松的呢？雌激素是通过多种途径发挥作用的。雌激素具有促进降钙素的分泌，抑制破骨细胞的作用，并对抗甲状旁腺素的骨吸收作用。当雌激素缺乏时，破骨细胞相对活跃，骨的吸收大于骨的形成，加之甲状旁腺素和维生素 D 生成下降，对钙的吸收下降，钙的排出增加，使体内的钙呈负平衡，骨量丢失加快。雌激素还影响骨代谢的一些细胞因子。在骨细胞上发现有雌激素和雄激素受体的表达，这表明雌激素也可能直接作用于骨的代谢。因此雌激素的补充治疗对绝经后骨质疏松的预防及治疗是有效的。

更年期肥胖

保持理想的体重和苗条的身材是每位女性追求的目标，为此很多女性朋友拼命节食减肥，但是随着年龄的增长，无论怎么努力，体重还是在逐渐增加，体型从梨形向苹果型发展。

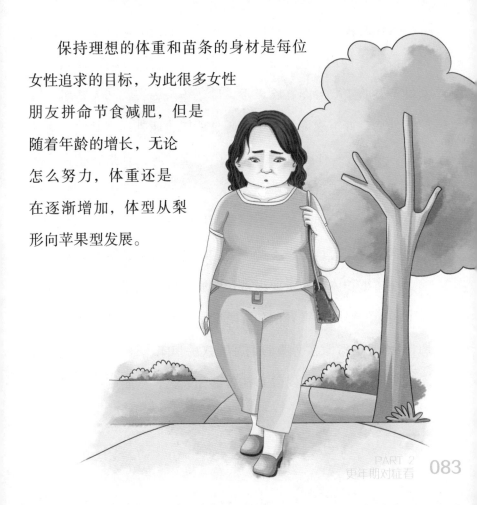

什么是肥胖

肥胖是机体脂肪细胞数量增加或体积肥大使体内脂肪堆积过多和（或）分布异常，体重超过标准体重 20% 以上的病理状态，这是一种慢性病。

我们常用 BMI（kg/m^2）$\geqslant$ 25 来诊断。也就是当女性的腰围大于 80cm，即为腹型肥胖。

当你的腰围超标，你体内过剩的脂肪就大量堆积在你的腹壁，浸入你体内的脏器，如胃、肾脏、心脏、胰腺、肠管等。女性型脂肪主要分布在腰以下，肚子不大，臀部和大腿粗，脂肪在外周，如下腹部、臀、大腿，所以也叫外周型肥胖（又称梨型）。还有一种腹型肥胖又称中心型肥胖，是指脂肪在腹部的特别堆积，表现为腰围的增加，对代谢影响很大（又称苹果型）。苹果型体型者发生代谢综合征的危险性大于梨型体型者。

体型的改变其实和女性体内的雌激素含量有很大关系，影响女性体重和体型的重要因素是脂肪细胞的数量和体积，以及皮下脂肪的厚度。青春期和育龄期是女性雌激素分泌旺盛的时期，高水平的雌激素对脂肪细胞的数量和体积有明显调节作用，同时使得皮下脂肪主要分布在臀部和大腿，从而使年轻女性能拥有梨形的完美身材，而随着更年期的到来，女性卵巢功能逐渐衰退，体内雌激素水平降低，使得体内脂肪含量增加，脂肪细胞体积增大，同时皮下脂肪分布发生改变，脂肪逐渐向上半身移行，在腹部堆积，臀部脂肪逐渐减少，使得女性的腰渐渐变粗，呈现中年发福的苹果型身材。

老年肥胖症患者会因体型而有自卑感、焦虑、抑郁等身心相关问题，而在行为上则可能引起气急、关节痛、水肿、肌肉酸痛、体力活动减少。此外，与老年肥胖症密切相关的一些疾病如心血管疾病、高血压、2 型糖尿病等患病率和病死率也随之提高。

2 型糖尿病　研究显示肥胖是 2 型糖尿病的独立危险因素。约 75% 的肥胖者发生 2 型糖尿病。肥胖者多伴有胰岛素

抵抗（IR），尤以腹型肥胖与 IR 关系更为密切。由于腹内脂肪分解速度较其他部位快，因此腹型肥胖形成后可分解产生大量游

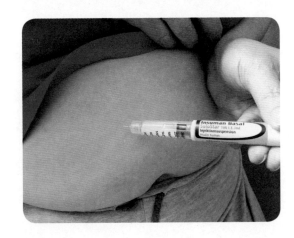

离脂肪酸和甘油。当肥胖患者的 B 细胞能代偿 IR 时，血糖可正常，如不能代偿就出现高血糖并发展为糖尿病。

高血压　　大量证据表明肥胖是发生高血压的独立危险因素。肥胖与高血压均有家族史，对高血压易感者，肥胖促进了血压的升高。在肥胖中腹型肥胖高血压患病率最高，女性腰围 >88cm 时，高血压发生率提高 1 倍。在老年肥胖患者中饮食行为是首要因素，长期过饱导致肥胖，引起血浆胰岛素水平增高，通过刺激中枢交感神经系统，加快心率，增加心输出量，而使血压升高，这可能是肥胖者患高血压的一个重要原因。另一方面，血容量增加，可使血压升高。近年来发现脂肪组织也存在肾素－血管紧张素系统，血管紧张素原基因在内脏脂肪组织中表达增加，与 BMI 呈正相关，参与了高血压的发生。

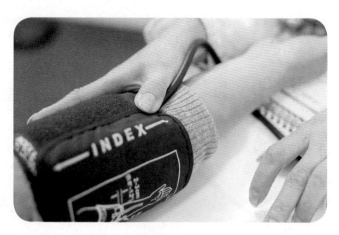

冠心病　研究显示冠心病（CHD）患者的肥胖发生率呈显著提升的态势。老年肥胖症有增加冠心病的趋势，一些肥胖指标，如腰／臀比值（WHR），BMI 和腰围与 CHD 死亡率是正相关。BMI>29 者 CHD 危险性较 BMI<21 者增加 3.3 倍。对亚洲人而言即使在较低 BMI 时也有相似危险性。体内脂肪分布异常，特别是腹内脂肪增加也与 CHD 有关联。研究表面：腰围可能是一个比 BMI 更好的预测指标，如女性腰围 >88cm 发生 CHD 的危险性显著增加。另外，老年肥胖者血容量、心搏出量、左心室舒张末容量、充盈压均增加，使心排血量增加，引起左心室肥厚、扩大，心肌脂肪沉积致心肌劳损，易发生充血性心力衰竭。

　　胆囊疾病　老年肥胖症与胆结石形成密切关系，流行病学调查显示肥胖是胆结石发生的易患因素，肥胖增加胆结石的发生率。首先由于大部分肥胖患者血清中总胆固醇、甘油三酯等持续处于高水平状态，是胆结石形成的危险因素；另一方面，肥胖者在减轻体重过程中，胆汁中的总胆固醇饱和度进一步增高，这可能是由于组织内多余的胆固醇移出之故，因而减重也可能会加重胆囊疾病。其他尚有进高热量或高胆固醇食物者，胆汁中胆固醇排出量增多，形成胆囊或胆管内，总胆固醇过饱和。

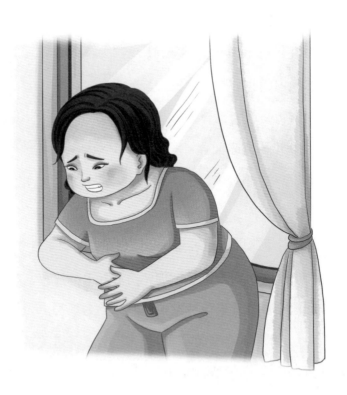

血脂异常　老年肥胖症常伴有血脂异常，高脂血症的检出率高达 40%，远高于普通人群。血脂异常的特征是血浆甘油三酯（TG）、低密度脂蛋白胆固醇（LDL-C）水平的升高，高密度脂蛋白（HDL）、胆固醇（GDL-C）降低。这种代谢特点多见于腹型肥胖患者。腹部脂肪的过剩与小而密的低密度脂蛋白颗粒增加有关。BMI 与甘油三酯水平呈正相关，而与高密度脂蛋白胆固醇呈负相关。有报道 BMI > 25 者发生高甘油三酯、高胆固醇血症及高密度脂蛋白胆固醇降低的危险性较 BMI=22 者增加 2 倍。

阻塞性睡眠呼吸暂停综合征（OSAS）　大多数 OSAS 见于肥胖者，研究表明约 60% 的老年肥胖者患有 OSAS，严重打鼾常伴发 OSAS，实际上大多数打鼾者是在打鼾多年后才出现 OSAS。肥胖者由于胸、腹部大量脂肪堆

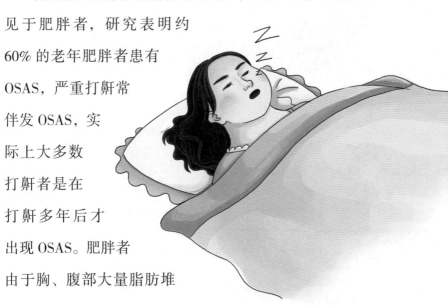

积，使胸壁顺应性减低，增加呼吸系统机械负荷，使肺功能残气量降低，而低肺容量通气则可使气道潮气量呼吸时处于闭合状态。睡眠时肺通气不足可引起或促进呼吸暂停的发生，导致血氧分压下降，CO_2分压升高，pH下降，从而可引起脑功能障碍，肺动脉高压、高血压、心动过缓，严重者可出现心衰、呼吸衰竭，甚至猝死。

老年肥胖者恶性肿瘤

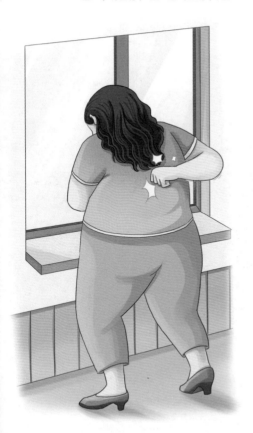

肥胖女性子宫内膜癌的患病率比正常女性高 2~3 倍，绝经后乳腺癌的发生率随体重增加而升高，胆囊和胆道癌也较为常见。肥胖男性结肠癌、直肠癌和前列腺癌的发生率较非肥胖者高。肥胖者因长期负重易患腰背痛、关节痛。

所以你看到的外在身形的变化，其实是在向你警示体内代谢的紊乱，这就必须要重视并干预了。

更年期"小性福"

肖女士，今年 53 岁，已经绝经 4 年了，性欲下降 4 年，同房痛 3 年，她在绝经之后对性生活就不感兴趣了，最近 3 年又因为同房时有明显的疼痛感而惧怕过性生活。她老公对这个很有意见，虽然有时候她也很想配合，但是下面太干涩，简直是一种折磨。为此两人也闹过别扭，她也怕因为这个影响夫妻之间的感情。最近她在朋友的陪同下至更年期门诊就诊，做了一系列检查，考虑为更年期，用了药之后，现在同房比以前好了很多。

很多女性在步入中年后，性欲明显下降，阴道分泌物减少。尤其是绝经后更觉得自己的精力大不如以前了，对什么事情都打不起精神，原本生活中美妙的东西都会发生变化，包括性生活。每当老公要与自己亲热时，都有一种发自内心的冷淡和反感。虽然丈夫百般体贴，仍然提不起精神，而且由于阴道萎缩、狭窄、干燥，让性生活变得非常困难和痛苦。看到丈夫失望的眼神，再回忆以前夫妻之间的美好时光，很多女性朋友都非常困惑，为什么自己会出现这种情况？是不是女性进入更年期后就不该有性生活了？

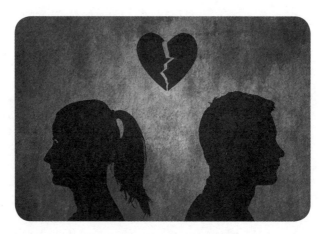

据不完全统计，亚洲75％的更年期女性在性交过程中有着阴道疼痛、干燥或不适的情况。

更年期女性出现性生活不适的主要原因有生理和心理两方面。

生理原因是生殖器官退化所引起的，雌激素水平下降而导致阴道壁变薄、萎缩和弹性变差，这可能造成性交疼痛。在性行为的过程中，白带会增多，对阴道有润滑作用，便于进行性生活。由于骨盆底肌肉的作用，女性阴道口闭合，前后壁紧贴。白带中的水分，使女性的阴道处于湿润状态，这种湿润环境能减少阴道前后壁之间的摩擦，保护阴道壁不受损伤，同时，这种湿润状态使女性的阴道润滑并富有弹性，有利于提高性生活的质量。而绝经后的老年女性，由于卵巢功能衰退，雌激素分泌急剧降低，阴道出现老年性改变，上皮萎缩，皱襞消失，上皮变平滑。老年阴道炎患者阴道黏膜皱缩，白带分泌减少，甚至没有白带分泌，所以引起阴道干涩，甚至性交痛。

心理因素是指更年期后的情绪改变，由于绝经后不但雌激素水平下降，其他的一些神经兴奋物质，如雄激素、β内啡肽等分泌也减少，使得更年期女性更容易出现精神疲惫、情绪抑郁和性欲减退。更年期女性由于大小阴唇体积萎缩，血管分布减少，性激发及唤醒较慢，同时阴道润滑液稀少，也容易在性生活时，使配偶无性兴趣而中断。此外，社会文化氛围对性行为有重要作用，"性"仅属于年轻人的概念，仍影响着许多中老年女性，使他们因为有性的欲望而感到窘迫。因此绝经后性生活不适是多因素引起的综合征。

更年期时的雌激素降低，会给身体带来变化，但是很多变化不易被肉眼察觉，也不存在"干瘪老去"的情形。国外有报道指出，70岁以上的欧洲女性中，半数多的人仍然对性生活感兴趣，而且研究显示，绝经女性保持规律、健康的性生活，对身体健康、精神愉快、家庭和睦以及预防泌尿生殖道萎缩都具有重要意义。绝经后，阴道的血流量会减少，性爱是激活阴道的好办法，因为它能够促进阴道内的血液循环，从而保持活力和年轻。而女性由于生殖器官的退化所引起的性生活障碍，完全可以用药物治疗来改善。所以绝经后女性并不是不适合过性生活，少数女性还会出现性欲增强，称"第二次蜜月"。

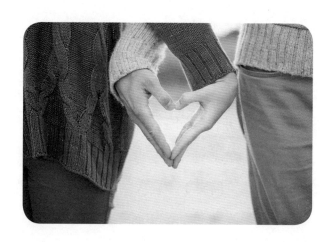

更年期泌尿生殖系统萎缩症状

李女士今年 58 岁，绝经 8 年，3 年前开始感觉外阴阴道干涩，疼痛不适，近半年感觉症状加重了，感觉外阴阴道灼烧样疼痛，走路时间长或骑车时更明显，还常常出现尿急尿频等症状。

刘女士今年 55 岁，绝经 6 年，不适近 2 年。症状表现为：反反复复的尿频、尿急、尿痛，每次排尿的时候感觉会阴部就像刀子割一样的痛，连带着肛门部位也疼痛。晚上睡不好，夜尿多，尿道部位疼痛难忍。经常用消炎药也无法控制病情反复，现在天天为之苦恼。

绝经后女性体内雌激素下降会造成泌尿生殖道萎缩，阴道萎缩常常表现为萎缩性阴道炎，尿道萎缩常常引起尿路感染，年龄越长，绝经时间越久，泌尿生殖道萎缩的症状越明显。

女性进入更年期后，因雌激素下降，使得阴道上皮内糖原含量减少，阴道内环境由弱酸性变为中性或弱碱性，这种变化易致病菌生长繁殖，引起阴道炎；阴道黏膜此时也会出现萎缩、变薄，其抗病能力遭到削弱，也为致病菌繁殖提供了有利条件，因此容易发生萎缩性阴道炎。

萎缩性阴道炎常常有什么表现

阴道分泌物增多、异味等，如未及时治疗，严重者会引发脓血性白带。早期会出现外阴瘙痒，如未及时治疗会逐渐有灼热感，触痛，常常会有阴道下坠感，小腹不适。

阴道黏膜萎缩，可出现性交痛，阴道内弹性组织减少，性生活有可能损伤阴道黏膜及黏膜内血管。

妇科检查时，阴道黏膜可以见到萎缩性改变，皱襞消失，上皮菲薄，阴道黏膜充血，有小出血点。

萎缩性阴道炎不同于青中年女性的阴道炎，对萎缩性阴道炎给予单纯的抗感染治疗，在治疗阶段有一定的效果，疗程结束后又会复发，这是因为雌激素水平低下这一根本因素没有得到改善，所以在治疗期间症状的缓解只是暂时的，想要从根本上解决问题，唯一的途径就是改变雌激素水平低下的状况，只有适量补充雌激素，才能获得满意的治疗效果。

女性体内雌激素对维持膀胱和尿道黏膜完整性、保持阴道内正常 pH 环境有着重要的影响。绝经后雌激素水平下降，尿道和膀胱黏膜下组织萎缩、硬化、血管减少，使局部抵抗力减弱，防止细菌入侵的天然屏障已经不复存在，泌尿道感染反复发作，引起绝经后女性下腹坠痛、尿频、尿急和尿痛等症状，即使经常服用消炎药物治疗也无法控制。部分

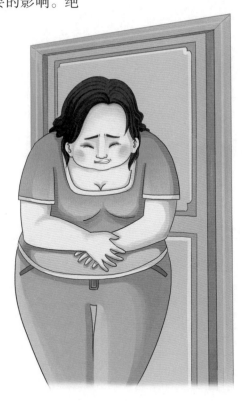

老年女性的尿路感染症状不典型，仅仅是以腰骶部、下腹部不适、血尿及发热来就诊，这与老年女性反应迟钝和存在多种疾病有关。老年女性反复泌尿系统感染者，采用雌激素阴道局部给药可明显减少尿路感染发作次数，口服雌激素治疗也可以改善膀胱功能。泌尿生殖系统萎缩症状使很多更年期女性深受困扰，提早积极地接受正规治疗才是解决之本。

更年期的其他症状

随着现代社会各种压力的增大，更年期往往会提前到来，但是一般人对更年期的相关知识了解较少，无法有效判断是否已经进入更年期，所以了解更年期有哪些症状很重要，不但能够帮助自身有效判断更年期是否到来，还能够根据症状表现采取针对性的措施进行调理，减轻一系列并发症的产生，像高血压、骨质疏松症等。

前面我们已经介绍了更年期的常见症状，但其实更年期有100多种不同的症状，所以下面我们再介绍一些其他的症状，让您更加了解自己是否属于更年期。

皮肤衰老　女性进入更年期后，由于新陈代谢快速下降，皮肤、毛发均发生明显变化，皮肤干燥，弹性逐渐消失，时有瘙痒，出现皱纹，特别是暴露处，如面、颈、手等部位，口部以及眼角周围，皱纹逐渐明显。另外，面部毛孔也会变大，皮肤色斑沉淀加快。

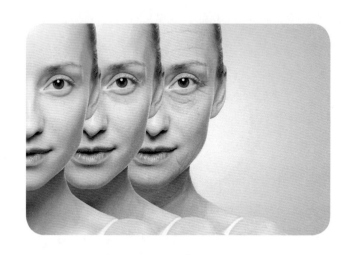

全身乏力　更年期的女性由于失眠、入睡困难、早醒、多梦、夜尿增多等各种原因导致睡眠时间短，睡眠质量差，所以白天很容易疲劳，提不起精神，周身疲软乏力，日常生活或者工作中就会力不从心，亦没有高昂的情绪，这就会严重影响生活及工作。

过分敏感　女性在更年期期间经常会情绪不稳定，对自己的丈夫无故地发火，导致夫妻感情不和，对孩子发火，造成与家庭之间的"分离"，成为家庭"陌生人"。把发生在周围的一些不愉快事件强行与自己联系，听风就是雨。听说同龄人患癌，马上会联想到自己可能也会有同样下场。整天疑神疑鬼，对什么都过分担心，忧虑一些根本就没发生的事，心里很害怕，总感觉要发生一些不好的事。

胡思乱想 在家里，孩子放学后晚归，会联想起路上是否发生车祸；有同性往家里打电话或配偶晚归，联想是否有第三者；自己东西找不到了，总怀疑被别人偷了。以前沉默寡言的人现在老是唠唠叨叨的，喜欢管很多不相干的杂事，经常自言自语，一个人的时候对着桌子、相片甚至空气说话，对有些事情的应激又太过强烈等。

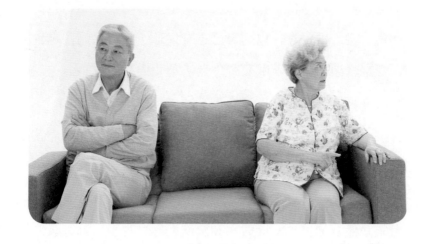

心前区疼痛 进入更年期，由于自主神经功能紊乱，使血管舒缩功能失调，会出现心前区疼痛，呈持续性钝痛，舌

下含服硝酸甘油无效。所以很多人以为自己心脏有问题，做各项检查，如心电图、心脏彩超、24 小时超声心动图，甚至冠脉造影等，都没有查出原因。

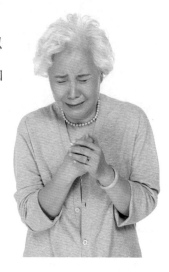

咽部异物感　更年期的有些女性常常感到咽喉部有异物，常常主诉为咽部异物感、闭塞感、压迫感、紧迫感、瘙痒感、烧灼感、干燥感或其他不适感。患者常感咽部不适，如有异物梗塞在喉间，吞之不下，吐之不出，但不妨碍饮食功能。很多女性以为自己患有气道、食管疾病甚至食管癌，常常就诊于耳鼻咽喉头颈外科、消化内科、骨科、神经内科、内分泌科等，各项检查均正常。

颈部及面部抽搐感　出现这个症状，人们第一反应就是面神经或三叉神经问题，常常就诊于神经内科或五官科，可是其实更年期也会有这种症状，常发生胸口三角区域和脖子正下方发紧并伴有抽搐感，同时手和脸部发麻，甚至影响呼吸。有时候脑袋里会有神经抽搐感，就是感觉大脑也是一抽一抽的，偶尔伴有耳鸣。心电图、脑电图、血压都正常。

手脚麻木、冰凉 更年期有的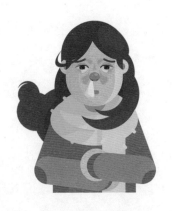人会出现常年手脚冰凉的情况，甚至伴有麻木、刺痛感。很多人常常是服用了很多中药调理，用过针灸、按摩等之后，症状还是持续存在。常常很怕冷，冬天需要更多的衣物来保暖。

乳房松弛、下垂 随着年龄的增加，终究不能违背地心引力，步入更年期之后，就会发现自己的容颜逝去，双乳变得松弛、下垂，弹性变差，皮肤褶皱，再也没有当年引以为傲的资本了。对于爱美的女性，这是相当苦恼的。

胃肠烧灼感 无论严寒还是大夏天，你总觉得自己腹中"一团火"，胃肠烧灼，进食或者空腹都不消散，胃肠镜检查也没发现问题，但就是惴惴不安，膛中有烫灼感，严重者甚至感觉哈一口气就能喷出火来。

眼干口干 莫名地觉得口干难忍，眼睛干涩视物不清，以前不太爱喝水，现在一天八杯水都觉得干，而喝水太多又会造成尿频，不停上厕所。

夜尿增多 夜尿增多是指夜尿量超过白天尿量或者夜尿持续超过 750ml。就算喝很少的水晚上也要起来两三趟。因为晚上频繁醒来上厕所，所以睡眠质量和时间就会大打折扣，再加上这个阶段的女性本身就容易失眠、入睡困难等，所以往往夜尿增多就会伴有明显的睡眠障碍，以及白天的疲乏无力。

以上只是简单介绍一些除了常见症状之外的几个症状，其实更年期的症状何其多，每个人出现的情况可能完全不一样，也有很多人会出现好几种症状，所以当你处在 40 岁以后这个年龄，当你的月经开始不规律，当你的身体其他器官提示你出现不适的时候，请一定要注意，抓住机体给你的提示，在"窗口期"及时及早地来解决更年期出现的问题，使自己可以长远获益。许多中年女性因为对更年期知识缺乏了解，常常把自己更年期症状当作是别的疾病，经常"病急乱投医"，花费了大量人力和物力，却也没能有效改善自己的状况。在认识了更年期的这些症状之后，当遇到这些情况时，不仅要考虑自己是否得了器质性疾病，还要留个心眼，自己的这些症状是否与更年期有关。阻碍更年期女性获得治疗的常常不是因为不知道怎么治疗，而是因为没能好好认识到更年期症状。能够正确认识更年期，便在平稳度过更年期的路上跨出了一大步。

来看看你有没有更年期的症状吧

PART 3

更年期精彩过

更年期不可怕

有人说，更年期是多事之秋，秋风秋雨愁煞人。也有人说，只要正确地面对，积极地生活，更年期也是人生的第二次春天。更年期是人生必经的一站，宛如人生旅途的一次转弯，发生点颠簸也不足为奇。对于更年期的种种变化，我们没有必要害怕，只要做好充足的准备，合理应对，积极预防，就能顺利度过更年期，迎接黄金般的第二人生。

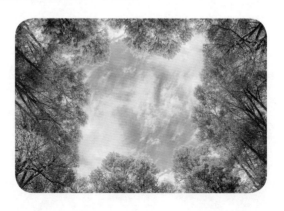

更年期女性承受着身体的变化，社会地位的转变，家庭环境的改变，这些种种信号与改变，正是提醒更年期女性，身体在发生剧烈变化，应该适当调整生活方式，改变心态，必要时及时就医，多给自己一些关爱来保障自己的身体健康，以便可以安享晚年生活。更年期坚持管住嘴，不被贪婪的食欲左右，精心安排每餐的食物种类和数量，做到健康、均衡和适量，遏制猛增的体重；规律锻炼身体，保持肌肉力量，增加关节柔韧性，减少未来摔倒受伤的风险。紧致的肌肉，窈窕的体型，轻盈的步伐，可以给更年期女性带来更多自信，用积极的心态接纳更年期的来临。女性一生，经历婴幼儿期、儿童期、青春期、育龄期、更年期和老年期。可以说，更年期是更加成熟的标志，也是悠闲生活的开始，有更多的时间、精力和经验来为自己和家人规划更美好的生活，享受金色的收获年华。月经的离去，并不意味着衰老的即刻来临。年龄增长是每个生命的必然。绝经只是在增龄的过程中，打下醒目的注解，告诉此时的女性，不必为生育烦恼，可以有更多的精力来关爱自我，表达自我，开启新的生命旅程。

更年期的诸多症状，涉及全身多个器官和系统，如心悸、胸闷与心血管系统相关；骨关节痛、背痛与骨科相关；头痛、头晕与神经科相关；抑郁、焦虑与精神科相关；尿频、尿急与泌尿科相关；肥胖、糖尿病与内分泌科相关等等。正是这些忽有忽无、忽轻忽重、个体差异较大的症状，令人疑惑，让更年期女性奔波于医院的各个科室，得不到满意的解答，甚至迁怒于医生。其实，这个时候你可以选择去更年期门诊寻求帮助，在那里或许可以让你的一系列问题迎刃而解。

更年期门诊的医生通常会全面评估更年期女性的健康状况，包括对症状进行详细评分，做必要的检查，耐心讲授更年期相关知识，在医患充分沟通的基础上做个体化的医疗决策。这样的门诊，能让女性朋友充分了解到自身的健康状况，知晓更年期相关知识，尤其是性激素治疗的知识、生活方式调整的注意事项。

我们建议，有更年期症状或无明显症状，但更年期相关的健康指标异常；罹患早发性卵巢功能不全；异常子宫出血；尿失禁及反复泌尿生殖道炎症以及妇科良、恶性肿瘤及治疗后，需要同时治疗更年期相关疾病时，均可到更年期门诊就诊。

平衡饮食，合理搭配

当很多女性处于更年期这个阶段时，经常会烦恼怎么吃这个问题。尤其是更年期女性常常有容易发福这个烦恼。要保持身体健康，维持身材，更加需要平衡饮食，合理搭配，这也是延缓衰老，预防疾病的重要举措。人体所需的营养物质包括糖、脂肪、蛋白质、维生素和钙、铁、锌、硒等多种微量元素。单

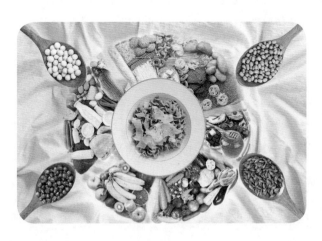

一的饮食很难满足这一种需求。

据报道，女性多在青春期、妊娠期、分娩期、流产时、更年期及绝经期发生肥胖，这与内分泌环境改变有关。随着年龄的增长，活动量减少，体内消耗热能随之减少，造成热量过剩，导致糖代谢紊乱，诱发肥胖。肥胖又会导致糖代谢异常，促使动脉硬化症的形成和发展，增加心血管疾病的发病率，所以更年期一定要控制饮食，特别是要控制高脂肪和糖类的摄入。

更年期女性由于内分泌发生改变，容易发生水钠潴留，进一步引发血压升高，而高盐饮食容易导致高血压，所以，更年期女性推荐低盐饮食，可以降低高血压风险，减少心脏、肾脏负担。每日食盐总量不宜超过6g，油量控制在25g以内，少吃咸菜、咸蛋、咸鱼、火腿等。

更年期女性糖代谢、脂肪代谢也容易出现紊乱，容易发生高血糖、高血脂，导致糖尿病、肥胖、冠心病。进入更年期后，女性体力活动减少，糖的利用率降低，这也是造成糖代谢紊乱的原因之一。所以，更年期女性应该控制糖与脂肪的摄取。特别是需要限制动物脂肪，如猪油、奶油等以及含胆固醇高的食物如动物内脏等的摄入，最好使用植物油，如豆油、花生油。

蛋白质是体内最重要的营养物质，中国营养学会推荐每日蛋白质需要量约为每千克体重 1g，更年期女性蛋白质摄入也可以参考这个标准，且优质蛋白不得少于 50%，所以更年期女性在挑选补充蛋白时，嘴巴可以刁一点，认真挑选合适的优质蛋白。例如，动物蛋白中瘦肉、奶、蛋、鱼中的蛋白质都是优质蛋白，植物性食品中，只有大豆、芝麻和葵花子中的蛋白质为优质蛋白质。

维生素在调节人的代谢与延缓衰老中起着十分重要的作用，大多数维生素无法在体内合成和存储，必须依赖外源性供给，而中老年人由于胃肠道功能逐渐减退、进食量减少及饮食习惯改变，更易造成维生素摄入不足及利用障碍。因此，一般推荐老年人每日维生素摄入量可以稍高于青少年。维生素摄入不足，特别是维生素 B_6、B_{12} 的缺乏，容易出现兴奋不安，头痛，脾气急躁，易激动的表现。在膳食中适当补充一定量的维生素有助于女性的精神调节，橙子、苹果、生菜、菠菜等果蔬。当然，过量补充维生素亦会影响其他营养素吸收。

微量元素指人体所需的七大类营养素之一，主要包括铁、锌、铜、硒、碘等，它们对维持人体的新陈代谢起着重要的作用。铁元素是人体造血必不可少的微量元素，参与血红蛋白、细胞色素及各种酶的合成，促进生长；铁元素还在血液中起运输氧和营养物质的作用。碘是甲状腺激素合成的原料，锌是胰岛素的组成成分，硒是重要的抗氧化剂，人体摄入微量元素不足或过量或元素间比例失调，对机体都会产生不利的影响，甚至导致某些疾病的发生，加速机体衰老。微量元素的主要来源是食物，中老年女性应均衡膳食，补充必要的微量元素，预防慢性病。

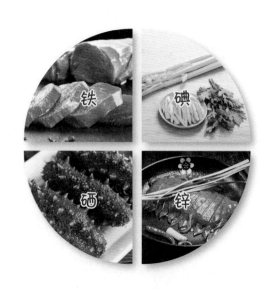

女性进入更年期后，由于卵巢分泌雌激素不足，会引起一系列更年期相关问题。黄豆、豆腐、豆浆等豆类和豆制品不仅含有丰富的优质蛋白，还含有大豆异黄酮，大豆异黄酮是存在豆科植物中的一种成分，在人体内有雌激素活性，具

有抗氧化、抗肿瘤、抗心血管疾病、预防骨质疏松症、缓解更年期症状等作用，黄豆中植物雌激素含量最高，建议每人每天食用30~50g大豆或相当量的豆制品，如1~2份豆腐、豆浆、豆奶、豆豉等豆制品。有研究还表明，东方女性患乳腺癌概率显著低于西方女性，与东方女性较多饮用豆浆等豆制品有关，由此可见，异黄酮对乳腺癌有预防及保护作用。也有研究表明，大豆食品消费量高的女性，其患骨质疏松症的风险比典型的西方女性低。植物雌激素代表了一组天然的、植物来源的化合物。但是，目前为止，没有其他食物或药物可以像雌激素疗法一样那么迅速有效地改善更年期症状。

女性到了更年期，容易出现腰背酸痛、腿脚抽筋等症状，这些都是骨质疏松的表现。骨质疏松时，骨折的危险性大大增加，轻微外力作用即可发生骨折，除了药物治疗外，合理膳食补钙和补充维生素D也十分重要。钙的主要来源包括奶制品、豆制品以及绿叶菜等。晒太阳是补充维生素D的好方式，建议每周两次，每次半个小时左右。如果日晒时间不足，应主要补充富含维生素D的食物，如深海鱼油、牛奶等。一个人每日的钙需求量为1000mg，而根据我国饮食习惯，每天钙的摄入量为400mg，远远低于正常需要量，因此我们建议可以适当地服用钙剂与维生素 D。有些女性可能担心过量补钙会导致结石，一般我们认为，补钙与结石发生没有必然联系。泌尿系统结石发生受环境、遗传、营养及尿钙浓度等多种因素影响，目前推荐的常规剂量不会增加结石风险，是安全的。当然，在过多补钙时，通过肾脏滤过排出的钙较多，在泌尿系统中，尿钙含量较高，会增加泌尿系统结石形成的机会。因此，对于那些易发生结石的患者，在补充高剂量钙和维生素 D 前，应适当检测血钙及尿钙水平，若尿钙正常，可以适当补钙。

更年期女性焦虑情绪会导致神经功能紊乱，影响胃肠道蠕动，影响排便，导致便秘。瓜果蔬菜中富含大量纤维素，充分的纤维素含量可以使大便排出加速。日常生活中多饮水，养成每日喝酸奶的习惯，除了可以对抗便秘外，还可以调整肠道菌群，补充益生菌。

吸烟会对卵巢功能产生不利影响，女性吸烟可以诱发卵巢早衰，患乳腺癌、宫颈癌、卵巢癌症风险增加，心血管疾病风险增加，同时还是中老年女性认知功能和骨质疏松症的危险因素，容易发生脑卒中和压力性尿失禁。因此，更年期女性应尽早认识到吸烟危害，尽早戒烟。

饮酒会对肝脏、心血管产生不利影响，增加高血压的风险，对于更年期女性来说，大量饮酒会增加体重，影响认知功能，导致骨质疏松，因此，更年期需要限酒。

在更年期，平衡膳食十分重要，我们总结起来：

食物多样，谷类为主，粗细搭配。谷类食物摄入一般每日250~400g 为宜。

多吃水果蔬菜和薯类，膳食指南推荐每天吃蔬菜 300~500g，水果 200~400g。

每日吃奶类大豆或豆制品，建议每人每天平均饮奶 300ml，有高血脂及超重肥胖倾向者应该选择低脂、脱脂奶及其制品。每人每天摄入 30~50g 大豆或相当量的豆制品。

适量的鱼、瘦肉、家禽或蛋摄入。推荐每日摄入量：鱼虾类 50~100g，畜禽肉类 50~75g，蛋类 25~50g。

减少烹饪油的用量，清淡少盐饮食。每日烹调油摄入量不宜超过 25g，食盐摄入量不超过 6g。

足量饮水。合理选择饮料。经常适量饮茶对人体健康有益，茶叶含有丰富的微量元素，如铁、锌、硒、铜等，以及多种对人体有益的化学成分，如茶多酚、茶多糖等。

规律运动，劳逸结合

俗话说得好，生命在于运动。生命活动与运动息息相关，人如果不运动，机体新陈代谢减慢，器官功能退化，慢性疾病与肿瘤的风险也会相应增高。体育锻炼可以有效地改善机体各个器官的功能，在有氧的条件下，超过一定时间的锻炼，可以有效地增强心肺功能，还可以同时改善消化系统、神经系统、内分泌系统、免疫系统、运动系统的功能水平。此外，更年期女性由于体内雌激素水平下降，往往伴随着例如潮热盗汗、失眠、心悸、胸闷、性交痛等症状。有氧运动还可以提高女性体内血雌激素与孕激素水平，可在一定程度上改善更年期症状。

定期体育锻炼可以改善女性更年期的骨质疏松症状。长期进行有氧运动是对绝经后女性骨质疏松症最积极有效的干预措施。更年期女性进入绝经期后，体内雌激素会骤然下降，而雌激素对于骨骼的影响非常大。绝经后雌激素缺乏，会导致骨吸收增强，打破原有的骨形成和骨吸收这个平衡，使骨量减少，引起骨质疏松症状，严重的还会发生骨折，且极难恢复。有氧运动可以通过改善骨组织的血液循环影响骨的代谢。进行有氧运动不但可以刺激雌激素、雄性激素和生长激素的分泌，而且还可以抑制破骨作用。进行户外的有氧运动，促进钙的吸收和骨矿化。有助于改善骨组织，使骨组织能对刺激产生适应性反应，提高骨的承重性。

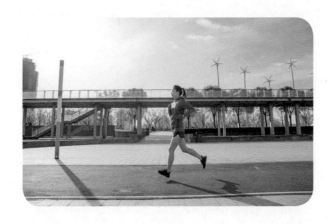

　　定期体育锻炼可以改善更年期女性的心血管发病症状。因为运动可以升高体内的雌激素分泌，而雌激素可以调节胆固醇的沉积和代谢，降低血管细胞黏附分子的生成等，能使心血管

疾病的发病率降低。定期运动可以降低女性的总死亡率及由于心血管疾病引起的死亡。

定期体育锻炼可减少更年期焦虑、抑郁症状。科学家研究表明，经常进行有氧运动可以减少人们抑郁症的发病率。因为人们在进行有氧运动时，身体内会产生一种名为"脑啡呔"的物质，它含有镇定的成分，是一种天然的镇定剂，这可以有效控制更年期女性的异常情绪。

定期体育锻炼可提高更年期女性睡眠质量。不少更年期女性因潮热、盗汗等问题，晚上经常睡不好，或者睡到一半就醒过来。有研究显示，如果更年期女性白天的运动量很大，晚上就会睡得较好。

更年期女性在运动中需遵守哪些原则

持之以恒　人到中年以后，大多不愿活动。在认识到体育锻炼的重要性后，就需要持之以恒，坚持到底；特别要克服"三天打鱼，两天晒网"的情况，才能收到良好的体育锻炼效果。否则，不仅仅锻炼的成果会丢失，还会因机体不能适应突然的运动，造成意外损伤。

动静适度　无论何种运动，必须使全身各部肌肉、骨关节等都能得到锻炼，但过度的运动，对健康是不利的，容易引起疲劳，甚至造成内脏或躯体的伤害。所以，在运动时应注意适当休息。所谓动静适度，应以"轻、柔、稳"为原则，在体育锻炼初期，宁少勿多，宁慢勿快，逐渐递增。在运动时，应避免快速、旋转或低头的动作，或者有可能跌倒的动作。人到了一定的年纪，便不宜参加带有竞赛性或突击性的紧张活动，也不适宜长时间进行过于单调的重复劳动。

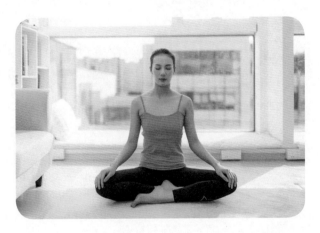

循序渐进　在进行体育锻炼时，要遵循逐渐增大运动量的原则，因为人的体力、耐久力、灵巧度等都是逐步提高的。人的内脏器官、功能活动也需要一个适应过程，不能急于求成，应以不产生疲劳感为度。运动方式宜由易到难，由简到繁，时间逐渐增加。

运动时间 早晨空气新鲜，精神饱满，是锻炼身体的最好时间。刚吃完饭，不宜马上进行活动，应休息半小时后，才适宜锻炼。运动地点可以选择空气清新的场所，例如公园、湖滨等。

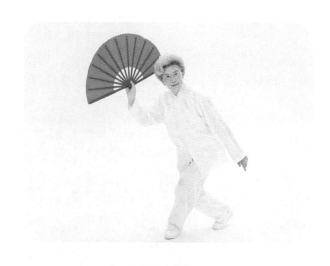

运动前后注意事项 运动前，应先做准备活动，可以防止突然剧烈活动造成的心慌、气促、晕倒等现象。运动后，应进行整理活动，使身体逐渐恢复到正常状态，以利于全身脏器的调整，也可预防对身体不利的因素发生。运动后不宜马上坐下、马上洗澡，不要喝冷水，不要吃酸性食物。

锻炼期间要善于自我体察，注意自己的呼吸、脉搏、锻炼后的自身感觉，防止不良反应。当身体不舒适或感到体力不支时，不能强行锻炼，可减量或暂时停止锻炼。定期体检，调整合适的锻炼方式。

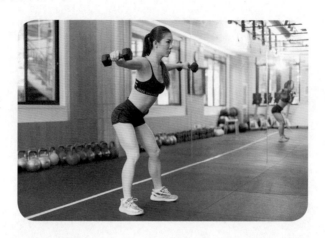

总之，更年期女性应结合自身条件，制订适合的运动方案，定期参加体育锻炼。

曾经青春美丽的面容和白皙的肌肤，如今皱纹却爬满了脸庞，辛苦养育的子女长大成人离开自己的身旁，生活的激情也被日常的繁琐小事消磨殆尽，更年期女性在这些生理与社会变化面前，更容易出现心理异常。

焦虑心理

这是更年期常见的一种情绪反应，常常由于很小的刺激而引起大的情绪波动，爱生气和产生敌对情绪，精神分散难以集中，或无对象、无原因地惊恐不安。坐立不安，搓手跺脚是焦虑症常见的鲜明特点。一位平时一向冷静沉着的女性，到更年期后，会一反常态地出现不冷静的一系列表现，如易激动、易怒、坐卧不宁。

悲观心理

由于到了更年期之后常有一些不适出现，这些不适虽然没有大的影响，可是常为这些不适的产生感到顾虑重重，甚至任何一点不舒服就怀疑自己病得非常严重，甚至情绪消沉，怕衰老，担心记忆力减退，思维零乱或者喜欢回忆生活中一些不愉快的事。

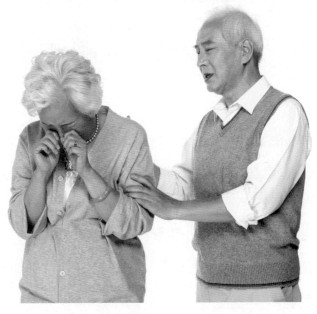

敏感多疑

女性进入更年期后常会出现一反常态的神经过敏、多疑敏感、固执己见、主观武断、心胸狭窄、自私、唠唠叨叨，遇事容易急躁甚至不近人情的状态。无端的心烦意乱，有时又容易兴奋、有时伤感，在单位和社会交往中人际关系往往不协调。猜疑心理突出的特点是不相信自己，也不相信别人。

抑郁症状

女性在更年期可有较重的消极情绪，心灰意冷，感到大好时光已过，自己用一生心血培育的孩子们一个个离"巢"而去，留下自己孤苦伶仃，以前碌碌无为，今后更无所望。在家中觉得体力不如过去，已成为拖累，不免焦虑、烦躁、沮丧。还有人过分夸大自己过去的过错，回忆起以往愧对于别人的小事，恐惧生育能力丧失、性欲减退、失去女性魅力。有人说，抑郁症是更年期的"沉默的杀手"，吞噬着女性心身健康，严重者甚至会产生自杀情绪。

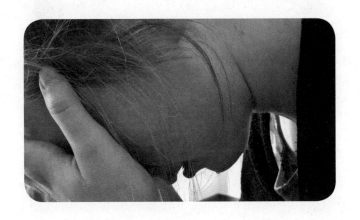

面对那么多可能发生或已经发生的心理问题，女性更需要积极的调节心理，预防情绪的颠簸，那么更年期女性在心理调节上需要注意哪些方面呢？

加强学习　科学认识更年期，正确认识更年期的生理特点。更年期是人体从成熟逐渐向衰老转折的过渡阶段，是生命的必然过程。这个时期出现烦躁、忧虑等症状都是正常的，无须感到诧异，更不用惊慌失措，要摆正心态，及时发现和正确认识这些症状，首先要从知识上、心理上做好准备，学习和了解更年期的基本知识，平静地迎接更年期的到来，从而可以避免产生轻视疏忽、盲目疑虑和不必要的恐惧心理。

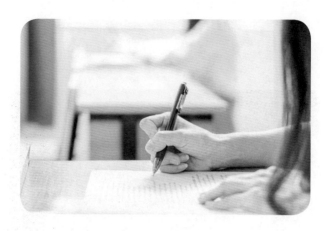

家庭和睦，社会关心　想要有一个和睦的家庭，家人的关怀和理解最重要。作为儿女要尽量帮助父母缓解心中的郁闷情绪。丈夫要理解和体谅更年期的妻子，互相扶持。

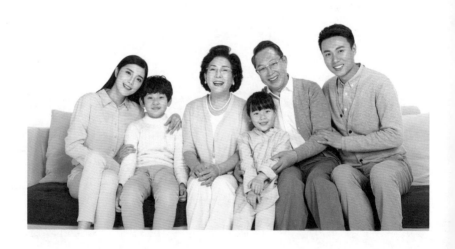

加强自我调节和控制，保持乐观情绪　常言道："多一份兴趣，就多一份欢乐。"兴趣是一个人生活中必不可少的精神食粮。走出去参加各种各样的活动，如插花、编织、种花、裁剪、旅游、烹调、跳舞、看书、书法、绘画、听音乐等，既可陶冶情操，还能使自己增加一些生活的技能。此外，适当的运动会使更年期女性的生活充满朝气，提高睡眠质量，防止发胖，提高身体的适应性和抵抗力。避免过分疲劳，防止情绪激动，积极锻炼身体，合理安排生活工作，正确对待各种生活事件，丰富日常生活的内容，增强生活的乐趣，使工作始终能充满朝气，减缓中年身体结构的变化，努力增强自己的适应性和抵抗力，以便顺利渡过更年期。

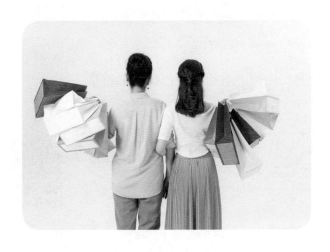

自我宣泄　喜、怒、哀、乐、忧、思、惊是人常有的情绪。更年期女性的精神稳定性差，情感波动大，心理容易失衡。所以自我宣泄非常重要，比如与亲友倾诉，和音乐交流，与书籍对话，拥抱大自然，学会制怒，学会遇事换位思考，从而平复情绪，减轻压力。经常给自己制定新的目标，努力学习新东西、新知识，寻找理由使自己快活起来。

及时就医　如果出现症状较重、情绪上难以自控的情况，需要及时求助于医生（更年期门诊或精神科专家）。

树立快乐的人生观念，安全平稳渡过人生之秋。在这特殊时期里的每一个人，一定要学会"自我心理调适、自我宣泄"，了解并接纳这个阶段的自己，尽可能试着安慰自己，增强自我控制力，能适度地表达与控制自己的情绪，对不愉快的情绪可以给予释放，改善人际关系，减轻工作和心理压力，将有助于缓解更年期女性的不适症状，提高生活质量。

更年期该怎么做
扫一扫，即刻明白

每年体检必不可少

　　说起体检，大家都不陌生，想要更详细地了解自己身体的状况，就需要及时定期的体检。更年期的女性，由于其生理、心理上发生了一系列急剧的变化，一些疾病的发生率也显著高于从前，体检就更显得尤为重要。女性进入更年期，性激素的变化会导致潮热出汗、睡眠障碍、情绪波动等一系列症状，

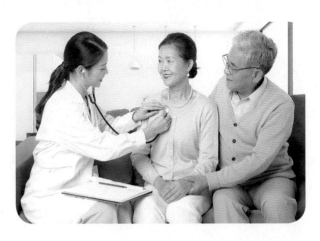

症状严重者甚至会影响正常工作与生活，出现这种情况，需要及时就医，尽早用药干预。如果更年期没有什么特别不舒服的症状，那是不是就不需要去看医生了呢？从治疗症状的角度来看，如果更年期没有什么明显的症状，的确是不需要使用药物干预的。但是从预防的角度来看，没有症状不等于健康，没有症状也需要去医院检查，排除一些可能的、潜在的风险，以便安稳、顺利地度过更年期阶段。

进入更年期后，许多疾病的发生风险会增加。

骨质疏松	随着年龄的增长，骨量会逐渐降低，女性在绝经后缺乏雌激素，骨量会进一步减少，出现腰腿痛，椎间盘突出，容易发生骨折。面对这种情况，我们可以进行骨密度测定，及时了解自身骨量情况，尽早干预。在定期锻炼，补充钙剂和维生素 D 的基础上，补充雌激素可以有效预防绝经后的骨质流失。
心血管疾病	女性在绝经后，患心血管疾病的风险会显著增加，这与绝经后雌激素水平下降导致的血脂代谢紊乱与动脉硬化有关，所以，更年期的女性更需要重点关注心血管疾病的风险，定期检测血压、血脂，预防心血管疾病的发生。

恶性肿瘤	进入更年期后，恶性肿瘤的发生率会显著升高，例如乳腺癌，宫颈癌，子宫内膜癌，肺癌等。这些恶性肿瘤，早期并没有什么特殊的症状，等到身体出现不适，有显著症状后，一般都是晚期阶段了，所以，对于恶性肿瘤的预防，定期体检并于早期发现是最有效的办法。早发现，早诊断，早治疗，将肿瘤扼杀于萌芽之中。

彩超检查报告单

姓　名：████　　性别：女　　年龄：████　　送检科室：更年期门诊

住院号：████　　床号：　　超声号：████　　检查时间：2018-10-25 16:11

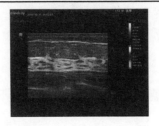

超声所见：

双侧乳房腺体回声增粗增强，内部光点分布不均，结构紊乱，乳导管未见扩张

CDFI：未见明显异常血流信号

双腋下未见明显异常包块。

超声提示：

双侧乳腺增生症

ACR BI-RADS-US 2类

医生签名：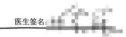

1. 胎儿心脏检查只能排除50%-70%胎儿先心病。

2. 胎儿颜面部显示不包括耳朵，手和足不包括手指、足趾。

3. 此报告仅供临床医生诊断参考，不作其它用途。

所以，闭经仅仅只是卵巢停止工作的标志，却不是我们停止体检的路标，进入更年期之后，我们更需要积极地、合理地进行全身的体检，尤其是妇科检查。

抽血化验检查 包括血常规、生化功能（了解包括肝肾功能，血糖血脂等）、凝血功能，胰岛素（了解有无胰岛素抵抗及糖尿病风险），性腺激素水平检查（雌二醇 E_2 水平下降，FSH 水平升高 >25U/L，提示卵巢功能衰退），肿瘤标记物检测（肿瘤风险初步筛查）、甲状腺功能等。

阴道分泌物检测（白带常规） 女性进入绝经期后，由于外阴阴道萎缩，阴道内有益的酵母菌减少，阴道正常的内环境失衡，局部免疫力下降，异常的致病菌容易反复大量繁殖，造成反复的阴道炎，白带常规是检测阴道炎症最简单的检查。

宫颈细胞学检查与 HPV 检查 又称宫颈癌的防癌筛查。HPV 感染是引起宫颈癌的主要原因，二者结合可以评判

乳腺癌 ——

宫颈癌的风险。

妇科彩超　可以大致了解子宫、附件（卵巢与输卵管）情况，了解子宫内膜厚度，有无子宫肌瘤、卵巢囊肿等，也是妇科肿瘤的一个筛查手段。

乳腺检查　包括乳腺超声及乳腺钼靶，50~60岁是中国女性乳腺癌发病的一个高峰，定期进行乳腺检查是很有必要的。

心电图　可以初步了解心脏功能。

胸片　可以大致了解肺部情况，如需要对肺癌进行筛查可以选择低剂量螺旋CT。

胃肠镜检查　50岁以后女性直结肠癌发病率直线升高，有条件者可以定期进行胃肠镜检查以排查肿瘤风险。

骨密度测定　评估老化及骨质疏松状况，推荐双能X线吸收法，可以较为精准地确定骨密度及骨质疏松的部位，且放射剂量较低。必要时可以做血清钙、磷测定及血清维生素D测定，指导治疗。

双能骨密度报告

姓名：■■■■ 性别：女 年龄：■■■■ 种族：chinese 科别：住院号：检查号：■■

正位腰椎 on 2018/10/25 星期四 PM　　　　　　左髋 on 2018/10/25 星期四 PM

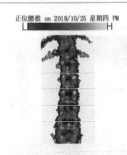

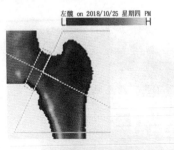

图像非诊断用（看数据）　　　　　　　　　　图像非诊断用（看数据）

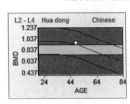

和年轻人(%) 92.0
T评分 -0.71
和同龄人(%) 102.8
Z评分 0.22

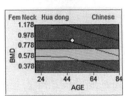

和年轻人(%) 99.
T评分 -0.
和同龄人(%) 104
Z评分 0.2

正位腰椎 on 2018/10/25 星期四 PM

部位	骨密度(克/平方厘米)	骨矿物含量(克)	骨面积(平方厘米)	骨长度(厘米)	骨宽度(厘米)	T评分	和年轻人(%)	Z评分	和同龄人(%)	短期变化(%)	短期变化(%/年)	长期变化(%)	长期
L2 - L4	0.9629	42.79	44.44	10.2	12.0	-0.71	92.0	0.22	102.8	*****	*****	*****	*
L2	1.014	13.59	13.40	3.30	12.0	-0.54	93.8	0.43	105.5	*****	*****	*****	*
L3	0.9633	14.00	14.54	3.45	12.0	-0.44	95.9	-0.43	95.9	*****	*****	*****	*
L4	0.9212	15.20	16.50	3.45	12.0	-1.37	84.8	-0.44	94.5	*****	*****	*****	*
Total sBMD	1036毫克/平方厘米	46043毫克	44.44	10.2	12.0	-0.78	90.7	*****	*****	*****	*****	*****	*

左髋 on 2018/10/25 星期四 PM

部位	骨密度(克/平方厘米)	骨矿物含量(克)	骨面积(平方厘米)	骨长度(厘米)	骨宽度(厘米)	T评分	和年轻人(%)	Z评分	和同龄人(%)	短期变化(%)	短期变化(%/年)	长期变化(%)	长期
Fem Neck	0.8652	2.621	3.029	1.00		-0.04	99.4	0.24	104.4	*****	*****	*****	*
Troch	0.6133	7.083	11.55			-1.04	86.7	-0.51	93.1	*****	*****	*****	*
Total sBMD	925.4毫克/平方厘米	27448毫克	29.66			-0.25	96.8	0.17	102.4	*****	*****	*****	*

意　见：骨量减少

报告医生 ■■■■

此外，处于更年期与绝经期的女性要细心体察身体发出的信号，对于一些不舒服的症状更加需要警惕，掌握一些基本的医学常识，例如：

活动后出现心悸胸闷，就要想到是否有心脏问题；

出现恶心呕吐，便秘腹泻、大便带血，就要怀疑是不是消化系统发生疾病；

出现阴道出血、同房出血、白带带血丝等，要警惕宫颈癌、子宫内膜癌可能；

乳房触及包块，需尽早到医院进行乳腺检查。

这些常识可以帮助你更早的发现自身可能存在的疾病，早诊断，早治疗。积极主动地管理自身的健康，全方位开展个人健康检测，有效地提高生活质量，平稳顺利地度过人生之秋。

什么样的更年期女性需要补充激素

　　更年期是女性从生育期走向老年期的过渡阶段，是所有女性都需要经历的一个正常的生理过程，本身是不需要治疗的，但是在这个阶段过程中，很多女性由于卵巢功能的减退，特别是雌激素水平下降，产生了一系列症状，例如潮热盗汗、失眠、抑郁焦虑、胸闷心悸、头晕、关节酸痛、性欲减退等，这些症状在不同女性身上表现不一样，严重程度也轻重不一，重者甚至会严重影响到其工作与生活。当处于更年期阶段的女性，被这些症状所困扰时，就要想到，是不是需要到更年期门诊就诊，开始补充激素以提高生活质量了。

　　绝经激素治疗是缓解更年期症状最有效的治疗措施。在生活中，大部分人想到激素，第一反应就是会发胖，会损伤肝脏功能，会导致癌症，是不好的东西。这可能是因为在大众心目中，只知道糖皮质激素，而不知道有其他激素，所以就把对激素的恐惧与误解扩展到其他所有激素的头上。事实上，人体内的激素有很多种，我们医生常说的胰岛素和甲状腺激素也是激素的一种，胰岛素缺乏会导致糖尿病；甲状腺激素减少会导致甲状腺功能减退，这两种也是如假包换的激素，但却被排除到大众所认知的激素的概念之外。更年期就是因为卵巢功能的衰退，导致卵巢分泌的雌激素与孕激素减少，从而产生了一系列症状。同理，既然缺乏雌孕激素导致更年期女性的各种不适，我们补充一些激素去改善更年期症状、提高生活质量、维护女性的健康又有何不可呢？

雌激素对于女性来说，非常重要，人体内所有的器官、脏器，包括骨骼、肌肉及皮肤均含有雌激素受体，雌激素可以广泛的作用于人体的各个器官，不仅仅是女性的生殖系统，各个器官正常的生理功能都需要雌激素去维持。现代医学的发展告诉我们，绝经后雌激素的缺乏带来的影响是广泛而且深远的，从更年期开始出现的各种潮热盗汗、失眠等不适症状，到女性生殖泌尿道萎缩，再到绝经后期出现各种骨质疏松甚至骨折、心血管疾病、阿尔兹海默症等，都与雌激素的缺乏息息相关。雌激素的缺乏是导致更年期症状的直接原因，也是老年众多慢性病的诱因之一。所以，绝经激素治疗是更年期女性保健策略的重要组成部分，是针对女性出现卵巢功能衰退、雌激素分泌不足导致的各种问题的临床医疗措施，其治疗核心就是雌激素。我们推荐有更年期症状的女性，在完善相关检查排除禁忌后，都可以尽早地开始补充雌激素，不仅仅可以改善当前症状，而且还有更多的远期受益。希望大家可以抛弃掉错误陈旧的观念，正确地认识激素，认识绝经激素治疗，科学合理地使用它。

　　绝经激素治疗可以有效改善更年期的相关症状，特别是年龄小于 60 岁，或绝经 10 年内的女性，符合以下情况，均可以考虑开始补充激素：

绝经相关症状：月经紊乱，潮热，多汗，睡眠障碍，疲倦，情绪障碍如易激动、焦虑、烦躁紧张等；

生殖泌尿道萎缩症状：阴道干涩，疼痛，灼烧感，性交痛，反复发作的阴道炎，反复的泌尿系统感染，尿频、尿急、尿失禁；

骨质疏松症状：腰背疼痛、椎间盘突出、脊柱变形等。

　　我们通常可以通过女性绝经期自测表（改良 Kupperman 评分表）评价更年期症状的严重程度，大家可以试着自己评下分哦。

通常 kupperman 评分中任何一项达到 2 分即影响到患者的生活质量，即症状严重

女性绝经期自测表（改良 Kupperman 评分表）

症状	基本分	评分程度				症状得分
		0 分	1 分	2 分	3 分	
潮热及出汗	4	无	<3 次 / 日	3~9 次 / 日	≥ 10 次 / 日	
感觉障碍	2	无	与天气有关	平常有冷、热、痛、麻木	冷、热、痛感丧失	
失眠	2	无	偶尔	经常，服安眠药有效	影响工作生活	
易激动	2	无	偶尔	经常，能克制	经常，不能克制	
抑郁及疑心	1	无	偶尔	经常，能控制	失去生活信念	
眩晕	1	无	偶尔	经常，不影响生活	影响日常生活	
疲乏	1	无	偶尔	上四楼困难	日常活动受限	
骨关节痛	1	无	偶尔	经常，不影响功能	功能障碍	
头痛	1	无	偶尔	经常，能忍受	需治疗	
心悸	1	无	偶尔	经常，不影响生活	需治疗	
皮肤蚁走感	1	无	偶尔	经常，能忍受	需治疗	
泌尿系感染	2	无	偶尔	>3 次 / 年，能自愈	>3 次 / 年，需服药	
性生活状况	2	正常	性欲下降	性交痛	性欲丧失	
总分						
程度评分		正常	轻度	中度	重度	
	症状得分 = 症状基本分 × 评分程度，总分为各症状得分之和。总分：>30 分为重度、16~30 为中度、6~15 为轻度、<6 为正常					

通常来说，将每一项程度评分所选择的分值与固定的症状分值相乘，所得数值相加之和大于 14 分者需要及时就诊更年期门诊，单项超过 2 分也应及时就诊更年期门诊。

哪些情况不适合激素治疗

乳腺癌是女性常见的恶性肿瘤，且发病率逐年增加，目前已经成为女性恶性肿瘤中发病率第一的疾病，而更年期的女性通常处于乳腺癌的发病高峰年龄。乳腺癌是绝经激素治疗的禁忌证，在开始激素补充治疗之前，都需要进行乳腺超声或钼靶的检查以排除乳腺疾病，如果发现乳腺癌或疑似乳腺癌，禁止使用激素治疗。但是，乳腺良性肿瘤并不是激素治疗的禁忌证。处于更年期的女性，进行乳腺检查时，大多数都被发现乳腺增生，都会很恐慌的询问医生，这个病要不要紧，会不会得乳腺癌，可不可以用激素，用激素有多大风险等诸如此类的问题。实际上，乳腺癌与乳腺增生并没有关系，乳腺增生主要表现为乳房胀痛与乳房肿块，大部分乳房胀痛都有周期性，与雌孕激素有关。乳腺增生不是绝经激素治疗的禁忌，无须担心用药过程中会发展成乳腺癌，但是在绝经激素治疗的过程中，每年一次的钼靶或超声检查是必要的。

月经异常是更年期一个常见而且普遍的现象，特别是由于卵巢功能逐渐衰竭而引发的排卵障碍性异常子宫出血，但是，并非所有的月经异常都是卵巢功能衰退导致的，一些妇科的良性疾病，如子宫肌瘤、子宫腺肌症、子宫内膜息肉等，一些恶性肿瘤，如子宫内膜癌、宫颈癌、卵巢癌等都可能导致异常子宫出血。因此，在更年期出现异常子宫出血时，首先要确定原因，排除器质性病变，当阴道超声提示子宫内膜增厚或子宫内膜异常回声时，应排除子宫内膜病变，包括子宫内膜增生与子宫内膜癌，在未查明原因前，不可以进行激素治疗。

子宫肌瘤是妇科常见病，与雌孕激素密切相关。一般在进入更年期后，体内激素水平下降，肌瘤生长缓慢，无须特殊干预。患有子宫肌瘤的女性可以补充激素吗？会不会让肌瘤增大呢？一般来说，绝经激素治疗补充的激素含量是远低于生理剂量的，大约为育龄期正常卵巢分泌的激素水平的十分之一，对肌瘤的刺激是比较小的。关于是否可以补充激素，一般认为，肌瘤小于3cm补充雌孕激素影响不大，大于5cm不建议补充，应该先行手术剔除子宫肌瘤或者切除子宫后再进行绝经激素治疗，3~5cm的肌瘤需密切观察，建议半年左右进行一次超声检查，监测肌瘤大小，如增长迅速，需及时就医。

彩超检查报告单

姓　名：■■■■　　性别：女　　年龄：■■　　送检科室：更年期门诊

住院号：　　床号：　　超声号：■■■■　　检查时间：2018-10-25 16:25

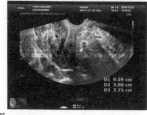 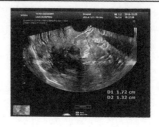

超声所见：

子宫前位

大小36mm×32mm×27mm。

宫内膜厚6mm

于宫体前壁肌层内见17mm×15mm×13mm低回声。

周边见假包膜回声，内部回声不均匀.

CDFI见点状血流。

双卵巢未探及

超声提示：

子宫肌瘤

医生签名 ■■■■■

1.胎儿心脏检查只能排除50%-70%胎儿先心病。

2.胎儿颜面部显示不包括耳朵，手和足不包括手指、足趾。

3.此报告仅供临床医生诊断参考，不作其它用途。

子宫内膜异位症也是育龄期女性的常见病，绝经后由于雌激素缺乏，盆腔的子宫内膜异位病灶会萎缩，绝经激素治疗会导致体内的雌激素水平升高，可能会导致子宫内膜异位病灶发生进展。那患有子宫内膜异位症的更年期女性是否可以使用绝经激素治疗去缓解绝经症状呢？答案是可以的，但是需要在更年期门诊医生的指导下选用合适方案。无论患者有无子宫，采用雌孕激素连续联合疗法或替勃龙都比较合适。雌激素应采用低剂量，孕激素应选用连续联合疗法，不建议采用周期疗法，对于不适用于绝经激素治疗或对绝经激素治疗存在顾虑的患者，可以选择其他非激素药物去改善更年期症状。但无论哪种情况，子宫内膜异位症患者开启绝经激素治疗，都需要在妇科医生与更年期专家综合评估后，选择合适方案，密切监测下进行。

　　高血压在育龄期女性中发病率低于同龄男性，随着年龄的增加，在绝经后发病率逐渐升高并且与男性持平，雌激素缺乏可能是发病率升高的原因之一。高血压不是雌激素治疗的禁忌证，补充雌孕激素对血压的影响是中性的，绝经女性使用绝经激素治疗，血压不会升高，患有高血压的女性在使用绝经激素治疗后血压不会进一步升高。而且补充含有新型孕激素屈螺酮的方案还有利于血压的控制，屈螺酮具有抗水钠潴留的效应，有着一定的抗高血压作用，更适合于高血压女性。如果原来合并有高血压且在补充激素治疗的过程中，血压不稳定且持续升高，这并不影响补充雌孕激素，但患者需积极至心内科就诊，积极有效地控制血压。当然，我们也不能夸大雌孕激素的作用，一旦确定有高血压病，必须及时至心血管内科就诊，在内科医生指导下规范治理，同时绝经激素治疗的方案也可以酌情调整。

　　绝经后女性，容易发生糖耐量减低、高胰岛素血症及胰岛素抵抗，从而导致糖尿病发生率升高。雌激素可以增加胰岛素分泌，提高组织对胰岛素的敏感性。对于非糖尿病的更年期女性，绝经激素治疗不会增加糖尿病的发病率，甚至可以降低其发病率。对于患有糖尿病的更年期女性，绝经激素治疗产生的影响是多方面的，如有利于碳水化合物代谢的控制，不影响糖尿病治疗的长期目标——肾病及视网膜病变。因此，糖尿病也不是激素治疗的禁忌证。虽然绝经激素治疗利于血糖的控制，但也不可以把雌孕激素当成治疗糖尿病的药物，已患有糖尿病的患者需要至内分泌科进行规范积极的治疗，有效地控制血糖，密切监测血糖变化。对于合并有内科慢性疾病的患者，需要根据患者本身的病情及严重程度，与更年期门诊的医生和内科医生共同探讨，是否可以补充激素。

此外，绝经激素治疗还有如下禁忌：

已知或怀疑妊娠；

不明原因的阴道出血；

已知或怀疑乳腺癌；

已知或怀疑有与性激素相关的恶性肿瘤；

患有活动性动静脉血栓疾病；

严重肝肾功能障碍；

血卟啉症；

现患脑膜瘤（禁用孕激素）。

应注意，激素补充治疗不可乱用，是否可以补充激素，需要至更年期门诊就诊，在专业医生指导下制订合理的方案，选择适当的药物，规范用药，严格随访，才能尽可能地减少风险，获得最佳效果。

绝经激素治疗的收益与风险

我们知道了什么样的女性在更年期可以补充激素，那么，补充激素对于更年期女性，存在着哪些好处呢？又有着什么样的风险呢？

激素治疗的获益

绝经激素治疗的获益我们可以分成两个部分，即近期的获益与远期的获益。

近期获益主要是可以有效缓解更年期症状，例如潮热盗汗、心悸胸闷、关节酸痛等，特别是对于更年期症状严重的患者，可以有效提高生活质量。雌激素治疗是改善潮热盗汗、关节酸痛等更年期症状最有效的治疗手段。

进入更年期后，女性的阴道内微环境由于雌激素水平下降，会发生明显改变。正常育龄期女性阴道内存在大量杆菌，酵解产生乳酸，维持阴道内的酸性环境，可以抑制其他致病菌的生长。绝经后雌激素水平降低，阴道内乳酸杆菌减少，阴道内的pH上升，局部的抵抗力减弱，容易导致致病菌感染。从而表现为反复的白带增多，外阴瘙痒，灼烧感，性交痛，还常常伴有尿频、尿急、尿痛等泌尿系统感染症状，我们称之为萎缩性阴道炎。对于出现这类症状的更年期女性，雌激素是最有效的药物，通常阴道内局部用药就可以显著改善症状，抑制阴道黏膜的萎缩，提高女性的生活质量。

更年期女性由于卵巢功能衰退，生殖系统发生萎缩，阴道分泌物减少，会出现阴道干涩灼烧感等不适，常常在同房过程中出现性交痛，随着年龄增长，接着会出现阴道弹性下降并且缩窄，导致性交困难。体内的雄性激素减退，也会使女性的性需求、性高潮反应减退。同时，更年期女性由于其肥胖、皮肤苍老皱黄，失去了当年的魅力，此时的伴侣还处于壮年，容易产生自卑心理。这一时期的女性，往往也被子女婚嫁、工作退休等琐事所烦恼，往往在性生活上被动应付，甚至拒绝性行为。长此以往，会导致夫妻之间性生活不和谐，影响夫妻的感情。雌激素可以有效改善生殖泌尿道萎缩症状，缓解阴道干涩与性交痛，雄激素则可以提高女性性欲。使更年期的女性重获"小性福"，有助于改善夫妻之间的感情，促进家庭和睦及性和谐，也有助于女性平稳度过更年期。

随着年龄的增长，我们的骨量也在悄然无声中流失，常常容易发生骨质疏松，甚至骨折，骨折对我们老年生活的生活质量存在着很大的影响，也会加重配偶与子女的家庭负担。绝经后女性骨质疏松，雌激素水平减退是一个重要的原因。因此，更年期女性服用小剂量的雌激素，可以维持一定的骨量，减少丢失速度，预防骨质疏松，继而可以大大地减少骨折的可能，提高生活质量。雌激素治疗可以作为绝经后女性预防骨质疏松的一线治疗药物，具有骨质疏松危险因素的女性可以考虑使用雌激素治疗，尽早使用可以取得更大的收益。

对于老年女性，心血管疾病是其主要死亡原因之一，年龄、肥胖、高脂血症都与心血管疾病的发病密切相关。研究表明，绝经后女性血脂会发生代谢异常，绝经后血脂水平会较绝经前升高，主要表现为甘油三酯、低密度脂蛋白及胆固醇升高，高密度脂蛋白水平降低，冠心病的发病率也明显升高，雌激素水平与绝经后血脂异常及冠心病发生密切相关。目前来说，大部分关于绝经激素的研究都表明，雌激素治疗可以降低心血管疾病风险，对心血管系统起着保护作用。绝经激素治疗可以改善血管功能，改善胰岛素抵抗，调整血脂谱，从而可以明显降低患心血管疾病及糖尿病的风险。对于年龄小于 60 岁或绝经 10 年内的女性，开始使用雌激素，可以对心血管形成有效的保护，而不在这个"窗口期"之内的女性，由于动脉的斑块已经形成等因素，这时候再开始使用雌激素，已经不能够降低其风险，甚至加重原有疾病的发展。因此，我们建议，尽早就医，尽早启动绝经激素治疗可以获得更大收益并且承担更小的风险。

雌孕激素对精神神经系统有着广泛的作用，因此，绝经后女性常常面临着抑郁、失眠、认知功能减退的困扰。绝经期女性容易出现一些情绪障碍，如烦躁、激动易怒等，或者焦虑、内心不安，常常感到孤独、失落，情绪低落，抑郁。更年期女性是抑郁症的高危人群，更年期抑郁焦虑情绪容易导致失眠或早醒等睡眠障碍，同时入睡困难、夜间觉醒等睡眠障碍本身又是抑郁症和焦虑症常见的躯体表现，如此常常陷入恶性循环。绝经激素治疗可以改善大脑功能，减轻雌激素缺乏导致的自主神经功能紊乱及消极、负面情绪，可以改善更年期女性的抑郁症状、焦虑症状，是轻度抑郁症患者的首选医疗措施，但是如果症状较重还需要至精神科就诊，联合抗抑郁药物治疗。同时，绝经激素治疗对认知功能具有保护作用，减少女性认知功能损伤，延缓痴呆进展，预防阿尔兹海默症，还能显著改善更年期女性与绝经后女性的睡眠障碍，缩短入睡时间，减少夜间醒觉次数。

女性进入绝经期后，皮肤老化的问题随之出现，皮肤干燥，失去弹性。皮肤是雌激素最大的靶器官，雌激素是皮肤内在的最大抗衰老素，绝经后女性皮肤的老化会明显加速。因此，绝经后补充雌激素，可以维持皮肤健康，延缓皮肤衰老，留住女性的美丽容颜。但是，延缓皮肤衰老仅仅只是作为雌激素治疗更年期症状的附加获益，而不是雌激素治疗的用药指征。我们不推荐单纯地为了延缓皮肤老化去补充雌激素。

直结肠癌是老年女性常见的恶性肿瘤之一，研究表明，雌激素治疗可以降低绝经后女性大肠癌的风险，对大肠癌的发生起到一定的预防与保护作用。绝经激素治疗由于在补充雌激素的同时添加了孕激素，孕激素可以转化子宫内膜，明显降低子宫内膜癌的风险。合并有肥胖、高血压、糖尿病、多囊卵巢综合征或月经异常的患者，都是子宫内膜癌的高危人群，绝经激素治疗可以起到预防子宫内膜癌的作用。此外，绝经激素治疗可以显著改善女性身体健康状况，提高生活质量，加强机体本身的免疫系统，清除一些异常细胞，从而起到防癌抗癌作用。

运用绝经激素治疗的女性，要维持一定频率的定期体检，因此，对没有进行激素治疗的女性体检频率增加，更容易在早期发现肿瘤，起到早诊断、早治疗的作用。

激素治疗还存在哪些风险

关于绝经激素治疗与乳腺癌的问题争议由来已久，对于激素治疗会不会增加乳腺的风险，医学上已经研究了许多年。乳腺癌的发病大多数都是散发，中国女性发病高峰在45~55岁及65~75岁，比西方女性要提早10年左右。如果性激素是诱发乳腺癌的高危因素，那么我们想想，女性体内性激素高峰是在育龄期及20~30岁左右，但这与乳腺癌发病高峰是错开的，如果乳腺癌与性激素密切相关，发病高峰应该是与性激素高峰一致的，所以，雌孕激素与乳腺癌的关系并没我们想象的那么密切。我们上面已经说过，绝经后补充的雌激素，大约只有生育期的十分之一，所以，我们可以猜想，激素治疗与乳腺癌关联不大。

目前，长期的临床应用与多个大型临床研究也证实了我们的猜想，激素治疗在5~7年内并不会增加患乳腺癌的风险，所以，我们至少可以放心安全地使用5年。目前的研究表明，乳腺癌的风险主要与孕激素相关，而非绝经激素治疗的主体——

雌激素。天然的雌激素、合适的孕激素的使用，不会增加患乳腺癌的风险，甚至有降低乳腺癌的作用。而且，研究还告诉我们，即使使用时间超过 5 年，乳腺癌发病的风险增加也不超过千分之一。所以说，激素治疗仍然是比较安全的。乳腺癌的高危因素有很多，包括肥胖、吸烟、酗酒等。对于肥胖的女性，雌激素可以改善全身血脂谱，改善体型，甚至可以降低乳腺癌的发病率。但是，不是说使用激素 5 年安全了就不会得乳腺癌了，无论用不用绝经激素治疗，处于更年期的女性都是乳腺癌的高发人群，都需要定期进行乳腺检查，排除乳腺癌的风险。

很多女性的亲属，例如母亲曾经患有乳腺癌，女性自己也害怕会遗传上。其实，乳腺癌大部分是散发的，不具有"遗传性"，只有小部分（约 10%）的乳腺癌归因于高风险的易感基因遗传，主要是 BRCA1 和 BRCA2 的基因突变，这种遗传性乳腺癌，不仅仅家庭女性成员容易得乳腺癌，还常常伴有卵巢癌，我们常常称之为遗传性乳腺癌 – 卵巢癌综合征，该类患者乳腺癌发病年龄通常较轻，且乳腺癌多为双侧，卵巢癌的发病年龄也较早，病理类型以浆液性乳头腺癌为多见。如果担心自己会遗传乳腺癌，可以进行乳腺癌遗传基因的相关筛查，一般来说，中国人这两个基因异常的比例很小，远低于白种人。如果没有相关的基因突变，大可不必有心理负担，可以正常地进行绝经激素治疗。当然，每年的乳腺超声或钼靶检查依然是必要的。

血栓是血流在血管内面剥落处或修补处的表面所形成的小块。在可变的流体依赖型中，血栓由不溶性纤维蛋白，沉积的血小板，积聚的白细胞和陷入的红细胞组成。通俗的来说就是"血块"，它像塞子一样堵塞了身体各部位血管的通道，导致相关脏器没有血液供应，如重要器官的血栓没有及时发现并治疗，会造成突然死亡。有这样的一个比喻，血管就像一条条小溪，而血栓就是小溪里的石头，而且这个石头会越变越大，最终导致小溪堵塞。研究表明，绝经激素治疗与动静脉血栓的形成相关，绝经激素治疗导致血栓的风险与血栓基础风险相关，包括高龄、肥胖、手术、制动等，绝经激素治疗可以使动静脉血栓风险增加 2~4 倍，但是其绝对风险依然很低。而且，亚洲人与欧美人相比，血栓的发病率明显较低，而且是否存在血栓风险没有一个简单有效的检查方法。一般我们认为，没有其他血栓高危因素的患者，一般无须考虑血栓问题，当然，近半年有血栓疾病的患者，是不适合开始绝经激素治疗的，而且家族成员有血栓病史者，口服激素治疗可能会加重其风险。但是，使用经皮肤吸收的雌激素，由于不需要通过肝脏代谢，并不会增加血栓风险。

雌孕激素在体内都是通过肝脏代谢，其代谢产物经过肾脏排出。但是一般来说，雌孕激素并不会影响肝脏功能。严重的肝脏疾病会影响雌孕激素的代谢，对于这种女性，应在原有肝肾疾病得到控制后，再考虑补充激素治疗。可以选择使用经皮的雌激素，减少肝脏负担。

更年期与绝经后女性胆囊结石发病风险会有所增加，但是其风险是有限的，经皮吸收的雌激素不会增加患胆囊疾病的风险，有胆囊疾病者如果需要接受绝经激素治疗，推荐使用经皮吸收的雌激素制剂。

还有人问，补充激素会长胖吗？更年期女性由于雌激素水平下降，脂肪代谢紊乱，或多或少都会面临着发福的烦恼。我们前文已经详细叙述了，雌激素可以改善体内的脂肪代谢，降低胰岛素抵抗，所以补充雌激素并不会导致发胖，反而有助于体型的控制。人们对使用激素会发胖，只是把对糖皮质激素的认识错误地转接到雌激素头上，让它倒霉地背了一个黑锅而已。

说了那么多，我们可以看到，绝经激素治疗虽然存在着一些风险，但是它的获益是远远大于风险的，只要我们严格把握指征，排除禁忌，尽早开始，合理用药，定期复查，就可以享受绝经激素治疗给我们带来的最大利好，安稳度过人生之秋。

绝经激素治疗的注意事项

最后，我们来谈一谈补充激素有哪些需要注意的。

什么时候开始补充激素

前文已经说过了，尽早开始。但是，这个"早"是什么概念呢？所谓的早，即从雌激素缺乏的早期就开始，即女性开始出现月经紊乱或出现一些更年期症状，就可以考虑去更年期门诊就诊，寻求医生的帮助了。绝经激素治疗有一个我们称之为"窗口期"的存在，即在这个时期内开始补充激素，可以得到更多获益，风险更低；而过了这个"窗口期"，获益会减少，风险会逐渐增大；错过了"窗口期"，时间带给身体的老化已经不可逆转，动脉斑块已经形成，骨质疏松已经发生，神经系统已经开始退化，再使用雌激素，只会增加心脑血管风险而失去了它的保护作用。我们一般认为的"窗口期"，是指 60 岁之前或绝经 10 年内，在这段时间内开始，我们才能得到心血管、骨骼、神经系统的最大获益。

激素药物有哪些

更年期女性主要缺乏的是雌孕激素。雌激素缺乏是导致更年期近期症状与远期危害的主要原因，所以雌激素是绝经激素治疗的核心。雌激素我们通常有三种给药方式，口服、经皮以及经阴道用药。口服给药是临床上最经典最常用的给药方式，符合大多数人的用药习惯。口服雌激素的优点在于简单、方便、价格便宜。口服给药的方式决定了药物使用后首先经过肝脏代谢，即肝脏首过效应，这可能会影响患者的凝血系统，增加血栓风险，同时也会增加胆石症等胆囊疾病发生的概率。但是，正是因为存在肝脏首过效应，口服雌激素对血脂的良性影响更为显著，表现为高密度脂蛋白升高，低密度脂蛋白降低的正性作用。经皮雌激素经皮肤吸收入血，避免了肝脏的首过效应，与口服药物相比，对凝血系统影响较小，血栓疾病风险低，不会增加胆囊疾病发生的概率，无须通过肝脏，基本不会被破坏，生物利用度高，对血脂代谢影响较小。

尤其适用于高血压、糖尿病、慢性肝脏疾病、胆囊疾病、胃肠道疾病、凝血功能障碍等不适用口服给药者。缺点在于使用不方便，依从性差，价格较贵。经阴道给药可以作用于阴道局部，主要作用是提供雌激素逆转阴道发生的萎缩性病变，改善老年女性阴道干涩、性交痛、同房后出血等阴道萎缩症状，增加生殖泌尿道上皮细胞对感染和炎症的抵抗能力，治疗老年性阴道炎，改善尿频、尿急、尿痛等生殖泌尿道症状。

绝经激素治疗的核心是雌激素，但是有子宫的女性必需添加孕激素，其主要目的是保护子宫内膜，抑制子宫内膜过度增生，降低子宫内膜癌发病的风险。一般来说，孕激素的给药方式以口服为主，也可以选择带有孕激素的药物环。孕激素种类繁多，包括天然孕激素和合成孕激素，天然孕激素又叫黄体酮，合成孕激素种类繁多，地屈孕酮是接近天然的孕激素。最新研究表明，合成孕激素随着使用时间的延长会增加乳腺癌的风险，而天然黄体酮和地屈孕酮是可以减少乳腺癌风险的优选用药。虽说天然黄体酮可以有效地降低乳腺癌的风险，但是临床大量实验表明，天然黄体酮对于内膜的转化不是很完全，所以综合来说，地屈孕酮是临床上常用药物。临床上还有一种新型孕激素叫屈螺酮，具有抗水钠潴留的独特作用，具有轻度降血压作用，特别适合合并有高血压的更年期女性。临床上具体选用哪种孕激素要根据患者个体情况，合理选择。

黑麻升提取物，是一种植物制剂，能产生类似雌激素的效果，但它并不是雌激素，它具有一定的改善更年期症状的作用。

我国传统的中医药对更年期症状也具有一定的缓解作用。像香芍颗粒，它是以中医情志治疗创始人张珍玉教授的经验方进一步研发与提纯而制成的纯植物药物；作为一种针对女性情志疾病的基石药物，对女性更年期和绝经前期常出现的情绪及躯体症状具有良好疗效与安全性。

坤泰胶囊也是我们临床上的常用中成药，它可以有效地缓解更年期女性的一系列症状，对于无生育要求的女性，坤泰联合激素可以有效地调整月经周期，改善绝经症状。对于有生育要求的女性，坤泰可以改善卵泡微环境，提高卵泡质量及妊娠率，并且联合激素可以有效地改善卵巢储备及反应性。

除此之外，像植物雌激素对于更年期的治疗也有一定疗效，植物雌激素主要分为异黄酮、香豆素和木脂素类。植物雌激素活力比正常雌激素低很多，虽然也有一定的作用，但不能替代绝经激素治疗在更年期治疗中的主体作用。

以上是临床上一些常用药物的介绍，还有一些像六味地黄丸、可乐定、加巴喷丁等辅助用药，或多或少对更年期女性有一定辅助治疗作用。

怎么补充激素

绝经激素治疗对我们的好处那么多，但是市面上的雌孕激素鱼龙混杂，补充激素的方法也五花八门，各位想要补充激素，不可自行开始，必须去专业的更年期门诊或妇科内分泌门诊就诊。医生首先要全面评估你的身体状况，进行各项检查，排除治疗禁忌，才会根据你的具体情况和自身需求选择合适的治疗方案进行补充。绝经激素治疗的方案有很多，根据个人意愿你可以选择来月经的雌孕激素序贯方案或者不来月经的雌孕激素连续联合方案，剂量应由医生制定，并根据用药过程中症状改善情况酌情调整。没有子宫的女性，因为不需要添加孕激素去保护内膜，所以单独补充雌激素就可以了，有着更高的安全性。如果存在激素使用禁忌，也可以选择中医药去改善症状，但是中成药并不能带给我们绝经激素治疗那些长期的好处。其他的中医治疗包括按摩、理疗、针灸等也可能可以起到辅助治疗的作用。在用药过程中，还需要遵循医生嘱咐，定期复诊随访，因为需要根据治疗效果来调整用药方案，同时监测一些不良反应并及时处理。每年还需要评估患者进行绝经激素治疗的获益／风险比值，如果获益是大于风险的，绝经激素治疗就可以继续进行下去。总而言之，绝经激素治疗的适应证、禁忌证、慎用情况、获益／风险比的评估、用药方案的调整，都需要在经验丰富的专科医生指导下进行，更年期女性切不可自作主张，否则擅自用药会有害而无益。

用药期间会有哪些不良反应

一般来说，最明显的也是最令人惊慌的不良反应就是乳房胀痛。出现乳房胀痛时，很多患者会非常恐慌，害怕会发展成乳腺癌。实际上，每个进入青春期的女性，在月经周期中，都会出现乳房胀痛这一现象，这是女性青春期乳房发育的一个正常生理现象。而在更年期女性中，由于性激素水平下降，乳房也会趋于萎缩，我们提高了血雌孕激素的水平，乳房受到了刺激，自然会产生乳房胀痛，这也是正常的反应，这一反应说明了药物有效。在补充雌孕激素的过程中，剂量越大，乳房胀痛发生可能性越大，一般无须停药，这一反应常常在1~2个月后逐渐消失。如果不能耐受，可以把雌孕激素剂量减低，以减少乳房刺激。

口服的雌孕激素都需要经过胃肠道吸收，部分患者可能会出现胃肠道反应，比如恶心呕吐、食欲不振、腹泻等，这些反应往往随着用药时间延长而消失，一般无须停药，饭后服用或者睡前服用往往可以减轻这些反应。如果不能耐受，可以至医院就诊，改成经皮给药等其他方案。

用药过程中阴道出血也是患者对绝经激素治疗的担忧之一。绝经激素治疗有许多方案，序贯方案适用于年轻、希望来月经的患者，连续联合方案适用于年纪大、不希望来月经的患者。阴道流血的类型也取决于所用的方案，一般在序贯方案中，异常阴道出血主要表现为突破性出血，出血量少时间短，一般不需要太担忧。连续联合方案中，用药初期会出现一段时间的点滴出血，是正常现象。如果闭经一段时间后又出血，或点滴出血时间长达半年到一年，应视为异常，应及时就诊。

激素治疗需要用药多长时间

很多人都会有这个疑问，我用了一段时间药，症状已经消失了，没有什么不舒服，为什么还需要用药？治疗感冒用感冒药，感冒好了就不需要吃药了，为什么治疗更年期，症状消失了医生还要我们继续吃？前面已经说到，更年期症状出现以及那些远期的风险均是因为卵巢功能衰退雌激素缺乏导致的，所以如果没有外源性激素的补充，更年期那些近期或远期的症状又会逐渐显现，并且逐渐加重。同时，为了有效预防骨质疏松，保护心血管及神经系统，即使潮热盗汗等更年期症状消失了，也建议继续补充激素治疗。目前观点认为，绝经激素治疗补充时间是不设期限的，在补充激素的过程中需要定期体检，并且根据患者实际情况酌情调整用药方案，发现问题及时处理，只要在专业医生的评估下，风险没有增加，继续使用获益是大于风险的，就可以长期一直补充下去。

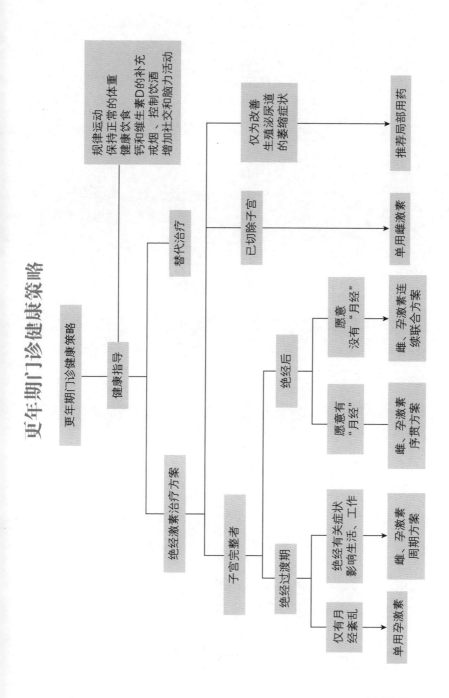

更年期门诊健康策略

更年期门诊健康策略
├─ 健康指导
│   ├─ 规律运动
│   │   保持正常的体重
│   │   健康饮食
│   │   钙和维生素D的补充
│   │   戒烟、控制饮酒
│   │   增加社交和脑力活动
│   └─ 替代治疗
├─ 绝经激素治疗方案
│   ├─ 子宫完整者
│   │   ├─ 绝经过渡期
│   │   │   ├─ 仅有月经紊乱 → 单用孕激素
│   │   │   └─ 绝经有关症状影响生活、工作 → 雌、孕激素周期方案
│   │   └─ 绝经后
│   │   ├─ 愿意有"月经" → 雌、孕激素序贯方案
│   │   └─ 愿意没有"月经" → 雌、孕激素连续联合方案
│   └─ 已切除子宫 → 单用雌激素
└─ 仅为改善生殖泌尿道的萎缩症状 → 推荐局部用药

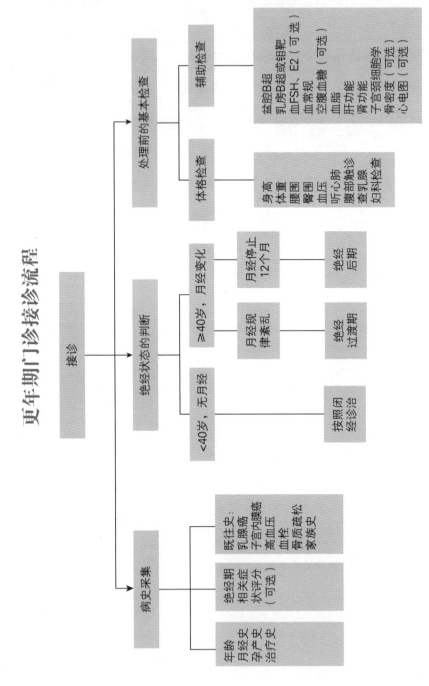

更年期门诊接诊流程

接诊

病史采集
├ 年龄
│ 月经史
│ 孕产史
│ 治疗史
├ 绝经期相关症状评分（可选）
└ 既往史：
　乳腺癌
　子宫内膜癌
　高血压
　血栓
　骨质疏松
　家族史

绝经状态的判断
├ <40岁，无月经 → 按照闭经诊治
└ ≥40岁，月经变化
　├ 月经规律紊乱 → 绝经过渡期
　└ 月经停止12个月 → 绝经后期

处理前的基本检查
├ 体格检查
│ 身高
│ 体重
│ 腰围
│ 臀围
│ 血压
│ 听心肺
│ 腹部触诊
│ 查乳腺
│ 妇科检查
└ 辅助检查
　盆腔B超
　乳房B超或钼靶
　血FSH、E2（可选）
　血常规
　空腹血糖（可选）
　血脂
　肝功能
　肾功能
　子宫颈细胞学（可选）
　骨密度（可选）
　心电图（可选）

绝经激素治疗随访流程

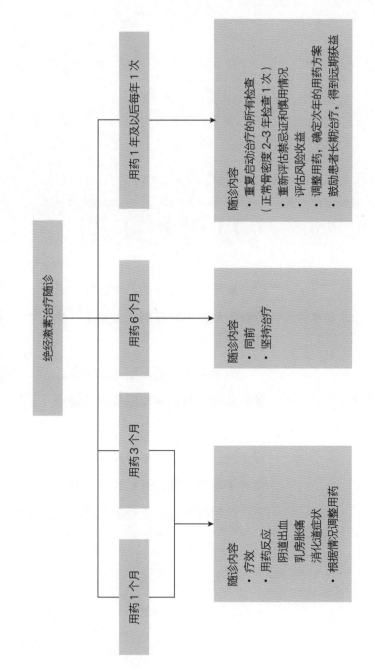

绝经激素治疗随诊

用药 1 个月

用药 3 个月

随诊内容
- 疗效
- 用药反应
  阴道出血
  乳房胀痛
  消化道症状
- 根据情况调整用药

用药 6 个月

随诊内容
- 同前
- 坚持治疗

用药 1 年及以后每年 1 次

随诊内容
- 重复启动治疗的所有检查
  (正常骨密度 2~3 年检查 1 次)
- 重新评估禁忌证和慎用情况
- 评估风险收益
- 调整用药，确定次年的用药方案
- 鼓励患者长期治疗，得到近期获益

轻松
度过更年期

更年期是人生的必由之路，正确认识和对待更年期，有助于安然度过更年期。

本书从女性更年期基本知识、更年期的症状、更年期疾病的防治以及更年期自我保健常识等方面进行了深入浅出的讲解与阐述。正确指导更年期女性在专科医师的帮助下，运用科学的方法积极应对。